Sunita Ehlers

Achtsamkeit im Alltag

SPICA
VERLAG GMBH

www.spica-verlag.de

1. Auflage, 2022

Autorin: Sunita Ehlers
Gesamtherstellung: Spica Verlag GmbH

Printed in Europe
ISBN 978-3-98503-115-3

Für Neela & Freida –
ihr seid das hellste Licht in meinem Leben

Inhalt

Über das Buch

Wenn wir nicht ganz wir selbst sind, wahrhaft im gegenwärtigen Augenblick, verpassen wir alles.

Thich Nhat Hanh

Ein achtsames Leben tut gut. Immer und immer wieder. Daran gibt es keinen Zweifel. Außerdem ist ein achtsames Leben im Alltag einfach. Zumindest, wenn wir es in unsere täglichen Abläufe integriert haben. Allerdings, um es gleich vorwegzunehmen: Es ist deine eigene Entscheidung, ob du achtsam leben willst oder nicht. Und diese Entscheidung kann dir niemand abnehmen. Sie sollte ganz bewusst getroffen werden und darf bei Bedarf jederzeit neu getroffen werden.

Achtsamkeit bedeutet ein Leben im Hier und Jetzt, ohne die Vergangenheit zu vergessen oder die Zukunft außen vor zu lassen. Eine bewusste Verankerung im jetzigen Moment, welche einer bewussten Entscheidung bedarf. Ohne die geht es nicht. Das Gute aber? Diese Entscheidung ist deine eigene und du darfst sie jeden Tag neu treffen. Warum das so wunderbar ist? Weil es Momente geben wird, an denen du zweifelst, an denen du gern alles hinschmeißen möchtest, an denen du dir nicht sicher sein wirst, ob ein achtsames Leben so großartig ist, wie du ursprünglich dachtest. Oder ob es nicht viel, viel einfacher wäre, in alte Verhaltensmuster zurückzufallen …

Sobald du beginnst, dich mit gesunden, heilsamen und bewussten Momenten auseinanderzusetzen, passiert es immer wieder, dass es eine Zeitlang gut anläuft. Eine ganze Weile wird es dir gut gelingen, alles Gelernte in deine Abläufe und Routinen einzubeziehen. Du wirst dich bewusster ernähren, bewusster leben und es wertschätzen. Du wirst sicher schnell spüren, was für positive Auswirkungen eine achtsame Lebensweise auf dich hat. Und dennoch wird es passieren, dass du nach einigen Wochen oder Monaten aus den liebgewonnenen neuen und achtsamen Momenten ausbrechen willst, weil die alten Gewohnheiten sich viel einfacher anfühlen. Oder einfach irgendetwas – das Leben – dazwischenfunkt.

Viel zu oft aber passiert es nämlich, dass nach einigen Wochen des Erfolgs irgendetwas im Leben auf uns einprasselt, mit dem wir nicht gerechnet haben. Ein Schnupfen, der uns aus der Bahn wirft, eine Zahlung, mit der wir nicht gerechnet haben, ein Besuch eines lieben Menschen, der uns aus der Gewohnheit wirft. Spätestens dann merken wir, dass alte Gewohnheiten doch ganz angenehm sind. Zumindest glauben wir das.

Denn wenn du ehrlich bist, wirst du schnell merken, dass ein bewussteres Leben jede Menge Vorteile mit sich bringt.

Du kannst besser schlafen. Du hast mehr Energie. Du bist fokussierter. Du hast viel weniger körperliche Symptome.

Du fühlst dich einfach rundum wohler. Dennoch fällt es nicht immer leicht, alte Gewohnheiten gegen neue – positive – auszutauschen. Es ist aber möglich! Denn auch wenn du die wohltuende Kraft der Umstellung auf ein bewusstes Leben direkt wahrnehmen kannst, brauchen der Körper und der Geist eine Weile, bis sich diese neuen

Gewohnheiten dauerhaft gefestigt haben. Das Gute daran? Das geht jedem von uns so.

Hier die kleine und liebevolle Erinnerung:

Die Entscheidung liegt bei dir.

Und du darfst sie jeden Tag, nein eigentlich jede Minute, jede Sekunde aufs Neue treffen. Auch wenn du ein paar Momente in die alten Muster zurückgefallen bist, gönne dir einen tiefen Atemzug und starte neu durch. Genau jetzt. Lass das schlechte Gewissen außen vor, mach dir keine Vorwürfe. Atme einfach und starte neu durch!

Aufbau

In diesem Buch findest du vor allem eines nicht: Druck und Verbote. Du findest stattdessen ganz viele Tipps, die du einmal ausprobieren darfst. In deinem Tempo und in deiner individuellen Fasson. Je nach Tagesform übst du praktische Übungen oder liest dir die einzelnen Abschnitte durch. Jedes Kapitel ist ähnlich aufgebaut. Du erhältst ein paar Gedanken und Ideen (Theorie) zu dem jeweiligen Tagesthema und eine Übung für den Tag (die du im Anschluss direkt einmal ausprobieren kannst).
Ich empfehle dir, zu jedem Thema ein paar Notizen zu machen. Deine eigenen Gedanken dazu aufzuschreiben. Diese festigen noch einmal deine Entschlusskraft und dein Durchhaltevermögen.

Wie fühlen sich die Übungen an?

Wie empfindest du sie mental?

Wie wirken sie sich körperlich aus?

Je mehr Gedanken du dir darüber machst, desto achtsamer kannst du deinen eigenen Körper und deinen Geist wahrnehmen. Das Spüren des eigenen Selbst ist am Ende einfach eine Übungssache. Ähnlich wie bei der Meditation. Jeden Tag einen Moment üben bringt mehr, als einmal die Woche eine ganze Stunde zu absolvieren. Und je regelmäßiger du übst, desto einfacher wird es dir gelingen. Am Ende der 30 Tage hast du ein schön gefülltes Buffet, welches du weiter in deinen eigenen Alltag etablieren kannst.
Je nachdem, wie es dir in dem jeweiligen Moment geht, suchst du dir die dazu passenden Übungen aus. Ganz easy.

Worauf du achten darfst? Auf dich und deinen Körper. Es ist wichtig, alle Übungen behutsam zu absolvieren. Auf dich achtzugeben und nichts zu forcieren. Du darfst dir selbst die Erlaubnis geben, jede Übung jederzeit so anzupassen, dass sie zu dir passt. Alle Übungen lassen sich beispielsweise im Stehen, Sitzen oder Liegen praktizieren. Es ist wichtig, dass sie sich gut anfühlen.
Sieh die einzelnen Übungen als Angebot. Als Angebot an deinen Körper, auszutesten, wie sie sich anfühlen. Alle, die sich gut anfühlen, darfst du so oft, wie es dir möglich ist, wiederholen. Alle, die sich nicht so gut anfühlen, darfst du variieren. Oder zu einem späteren Zeitpunkt noch einmal neu ausprobieren. Alle Übungen, die dich regelrecht stressen oder dir Schmerzen bereiten, sind nicht die passenden Übungen für dich. Zumindest nicht in dem Moment. Denk immer dran, eine achtsame Lebensweise beinhaltet eine klare Entscheidung von dir selbst, aber auch eine achtsame Momentaufnahme deines Körpers und deines Geistes. So individuell wie wir alle sind, so individuell dürfen deine Übungen sein.

Anliegen

Dieses Buch versteht sich als tägliches Übungsbuch, dein Ratgeber und Nachleseobjekt in Zeiten, in denen du mehr Achtsamkeit in deinem Alltag brauchst. Aber auch als Ideengeber für den jeweiligen Moment. Eine Erinnerung daran, dass es möglich ist, mit viel Wohlbefinden durch den Alltag zu gehen. Nein, zu schreiten und zu stolzieren. Und nicht mit einer riesengroßen Last Druck und Stress auf den Schultern durch dein eigenes Leben zu hetzen – ohne den Moment zu genießen und wertzuschätzen, was das Leben dir zu bieten hat.

Das Interesse an einem achtsamen Leben ist in den letzten Jahren enorm gestiegen. Wir Menschen sehnen uns nach einem Leben in Balance. In Balance mit uns selbst und unserer Umwelt. Das stetige Durchboxen im Job und ein viel zu großer Termindruck in der Freizeit sind uns über den Kopf gewachsen. Ein achtsames Leben zu leben, bedeutet nicht, dass wir nicht auch ab und an Stress haben. Es bedeutet nicht, dass wir alle Termine absagen müssen. Es bedeutet vielmehr, dass wir wissen, wie wir den Stress situativ minimieren können. Dass wir Momente wertschätzen und zelebrieren, die uns Kraft und Energie geben, und solche, die uns anstrengen, umwandeln in bewusst gelebte Momente. Genau hinzuhören, was in dem Moment eben ist und eventuell Situationen so abzuändern, dass sie eben nicht mehr stressen – um letztendlich mehr Kraft und Energie zu haben.

Das bewusste Leben mit viel mehr Monotasking und viel weniger Multitasking bietet ein enormes Potential, uns als Individuum wahrzunehmen und auszuleben. Uns unabhängig davon zu machen, was die Werbeindustrie mit uns vorhat. Hinzukommen zu einem Leben mit der eigenen klaren Entscheidung. Wie ich selbst mein Leben leben will.

Sicherlich spielen deine eigenen Werte und Normen auch eine Rolle, wenn wir über das Thema „achtsames Leben" sprechen. Du darfst dich also gern einmal hinterfragen. Machst du die Dinge, die dir guttun? Lebst du dein Leben deinen eigenen Wertvorstellungen entsprechend? Oder ist es eher ein automatisiertes Leben nach den Vorstellungen deiner Erziehung oder ausgerichtet nach deinen erlebten Verletzungen?

Und ja, ich spreche hier von emotionalen Verletzungen, die jeder von uns erlebt hat. Der eine mehr, der andere weniger. Aber jeder kennt sie. Je nach Schwere der Verletzung ist es oftmals nicht leicht bis unmöglich, alleine aus dem emotionalen Käfig auszubrechen. Aber auch kleinere Verletzungen, die du erlebt hast, prägen dein Verhalten im Hier und Jetzt.

Hier spreche ich bewusst nicht davon, dass wir diese emotionalen Steine aus dem Weg räumen müssen, denn sie gehören ja zu uns. Sie haben dazu beigetragen, dass du heute derjenige bist, der du eben bist. Es geht vielmehr darum, zu erkennen, ob und wie du mit diesen Verletzungen leben willst. Willst du aus ihnen Kraft schöpfen oder sie als gegeben „hinnehmen"?

Oder schaffst du es eben nicht, sie alleine zu bewerkstelligen?

Versteh mich nicht falsch, alles ist ok. Und verständlich. Es geht nur darum, selbst die Entscheidung zu treffen, wie du damit umgehen willst. Also proaktiv damit umzugehen.

Nehmen wir einmal an, du wurdest als Kind gehänselt. Immer wieder. Und du hast daraufhin eine Art Schutzmauer um dich herum aufgebaut. Absolut verständlich, oder? Diese Verletzung beeinflusst aber dein Hier und Jetzt. Dein Leben im Jetzt. Und die Entscheidung, die du dazu treffen kannst, ist: Möchtest du das? Wenn ja, ok. Wenn nein, wie kannst du dich so damit arrangieren, dass es deine Vorstellung von einem glücklichen Leben im Jetzt nicht negativ beeinflusst? Bei schlimmeren und schwerwiegenderen Verletzungen sollte entsprechend ein Therapeut aufgesucht werden. Da die Last nicht allein getragen werden kann.

Ein Hinterfragen, ein Reflektieren deines eigenen Lebens, deiner Wertvorstellungen ist ein wesentlicher Bestandteil eines achtsamen Lebens. Eine Entscheidung darüber, was ich vom Leben, von mir selbst und meinen Mitmenschen erwarte.

Fragen, die du dir stellen kannst:

- Wie möchte ich mein Leben leben?

- Welche Werte sind mir wichtig?

- Gibt es alte emotionale Verletzungen? Wenn ja, was haben sie mit mir gemacht?

- Schaffe ich es, dennoch meine Wertvorstellungen auszuleben? (Wenn nicht, bitte hole dir Hilfe!)

- Wie schaffe ich es, meine Vorstellungen auszuleben?

Mein Leben war geprägt von einem Zuviel. Einem Zuviel an allem. An Stress, an Zucker, an Sofa und auch an Verletzungen, die ich im Laufe des Lebens erfahren habe. In der Vergangenheit lief ich oft im Automatik-Modus durch mein Leben. Ich habe immer gern einen großen Freundeskreis gehabt, viele Interessen ausgelebt. War die Queen im Multitasking, stolz wie Bolle, wenn ich tausend Dinge gleichzeitig erledigen konnte. Ein schnell denkender Mensch, der gern mehrere Projekte zeitgleich steuerte. Schnell fand ich besser als langsam. Langsam fand ich irgendwie langweilig – für mein Gefühl war das früher auch nicht salonfähig. Wir haben viel zu viel von uns abgefordert. Auch ich. Das Resultat: ein Leben vollkommen aus der Balance. Nach den Geburten meiner Kinder habe ich die 25 Schwangerschaftskilos nie mehr verloren. Je älter ich wurde, desto anstrengender fand ich Joggen gehen. Schnelle und dynamische Yogastile zu fordernd. Wollte abnehmen, vertraute aber zu viel auf das, was andere sagten. Viel Salat essen hilft! (Aber eben nicht bei jedem …)
Wollte zu viel und hatte zu wenig. Ich liebte es, mich zu bewegen, hatte aber oft nicht die Zeit dazu. Ach, was soll ich sagen … heute nehme ich sie mir.

Als ich ungefähr 30 war, kam Yoga in mein Leben. Ich merkte schnell, wie wohltuend es war. Es gab mir die Kraft, meinen Alltag zu meistern. Hielt mich beweglich. Aber auch da, mit zunehmendem Alter konnte ich ein paar Haltungen nicht mehr so gut praktizieren. Wenn die Schulter schmerzt, ist der herabschauende Hund keine Wohltat mehr. Was mir aber guttat, war ein Mix aus unterschiedlichen Lebensphilosophien. Eine ganzheitliche und vor allem individuelle Betrachtungsweise meines Körpers. Eine achtsame Herangehensweise an meinen eigenen Alltag, meinen Körper und meine Seele. Mich selbst zu wertschätzen und zu achten. Mir genau das zu geben, was ich brauchte. Tag für Tag. Jeden Tag neu und immer unterschiedlich.

Mal eine Bewegungseinheit, mal einen Moment der Stille, mal ein bewusstes Kochen oder ein tiefer Atemzug. Ab und zu eine Gefühlsanalyse und auch mal eine Anpassung in meiner häuslichen oder räumlichen Umgebung. Das Wissen, dass ich es selbst beeinflussen kann, wie es mir geht, gibt mir die Kraft, die ich für einen fordernden Alltag brauche. Das Selbstbewusstsein meine eigene Zeit einteilen zu können, wie es mir guttut, und die eigene Wertschätzung, das, was ich mir vorgenommen habe, auch in die Tat umzusetzen, lassen mich ich täglich daran erinnern, dass ich es kann. Wenn ich denn nur die Entscheidung in die eigenen Hände nehmen.

Die Basics einer achtsamen Lebensweise

Wenn wir uns mit einer achtsamen Lebensweise beschäftigen, tauchen wir unweigerlich ab in eine eigene Welt. Wir kommen ins Spüren und Fühlen. Wir kommen ins Sein. Dürfen uns mit uns selbst auseinandersetzen, schauen, wie es uns mit uns selbst und unseren Gegenübern geht. Wir lauschen auf Gefühle und Emotionen, tauchen ab in die Stille und erblühen in einer neuen Kraft, von der viele glaubten, sie wäre verloren gegangen.

By the way … erinnerst du dich an diese einzigartigen Momente als Kind oder junge Erwachsene? Als du dich so quicklebendig gefühlt hast, als könntest du Bäume ausreißen? (Nicht, dass du das tun solltest … Die Bäume brauchen wir.) Aber diese tief in dir sitzende Kraft, die gesehen werden will. Erinnerst du dich an sie?

Sie will gelebt und gesehen werden.

Achtsamkeit bietet uns diese wundervolle Möglichkeit. Durch das bewusste Wahrnehmen deines eigenen Selbst kommst du wieder mit dir in Berührung. Durch diese Art von Selbstfürsorge hast du die Chance zu erkennen, was du wirklich willst. Tief aus deinem Herzen. Deine Seele sprechen zu lassen und so mit dir selbst in den Einklang zu kommen. Mit dir und deiner Umwelt. Eine achtsame Lebensweise hat somit nicht nur Auswirkungen auf dich persönlich; auch deine Umgebung profitiert davon.

Deine eigene Authentizität und dein Sein im Zusammenspiel mit dem Leben und dem Trubel um dich herum mit Bravour zu meistern; das gelingt dir nur mit Achtsamkeit.

Die Vorteile liegen klar auf der Hand.
Durch ein achtsames Leben hast du:

- mehr Energie für Dinge, die dir guttun,
- mehr Klarheit für deine eigenen Belange,
- mehr Bewusstsein für deine Umgebung,
- mehr Kraft für fordernde Aufgaben und
- mehr Wohlbefinden im Allgemeinen.

Durch ein achtsames Leben gibst du dir selbst das einzigartige Potential, dich zu zelebrieren. Wie du eben bist. Ein Leben voller Selbstachtung und Selbstfürsorge zu genießen. Das zehrende und fordernde Leben, welches viel zu oft durch das Außen bestimmt ist, außen zu lassen. Es tut einfach nicht gut. Es trägt dazu bei, viel zu viele Momente viel zu unbewusst wahrzunehmen. Die eigentlich wunderschön sein könnten. Der Alltag fegt wie ein Tornado durch unser Leben, ohne Rücksicht auf Verluste. Aus diesem Grund sieh die Achtsamkeit als Chance.

Als Chance, dein eigener Herr über dein Leben zu sein. Selbstbestimmt und frei. Voller Energie und Wohlbefinden.

Die Grundlagen der Achtsamkeit

Was ist Achtsamkeit

Substantiv, feminin [die]

Achtsamkeit oder auch Mindfulness ist ein Zustand, in dem wir uns des gegenwärtigen Moments bewusst sind. In genau dem Moment sind wir nicht abgelenkt. Gedanken und Emotionen sind vollkommen im Hier und Jetzt verankert.[1]

In einer Welt, wo Stress, Hetze und Schnelligkeit vorherrschend sind, ist die Achtsamkeit ein essenzieller Begleiter. Durch einen achtsamen Umgang mit uns selbst, unseren Mitmenschen und anderen Lebewesen sowie den natürlichen Ressourcen dieser Welt können wir Energien schöpfen, die wir in der heutigen Welt dringend brauchen. Ein bewusster Umgang mit ebendiesen Ressourcen unterstützt uns im Alltag und im Job und kann jederzeit praktiziert werden.

Die Achtsamkeit ist durch die buddhistische Lehre in den vergangenen Jahren mehr und mehr in unser Bewusstsein gekehrt. In einer Welt, wo unsere Ziele höher sind, als wir sie greifen können, in einer Welt, in der höher, schneller, weiter als oberste Priorität gilt, ist Achtsamkeit ein wohltuendes Gut.
Achtsamkeit erdet uns und gibt uns (neue) Kraft für den Alltag.

1 Wikipedia

Muss ich aber ein Buddhist sein, um achtsam zu leben? Ein klares Nein.
Das Konzept der Achtsamkeit ist für jeden alltagstauglich! Um achtsam zu leben, muss ich weder buddhistisch leben noch irgendeiner anderen religiösen Glaubensgemeinschaft angehören. Eine bewusste Entscheidung für ein Leben in Achtsamkeit ist der erste Schritt zu einem Leben voller Bewusstsein.

Du weißt es ja schon: das Wichtigste ist, diese Entscheidung jeden Tag aufs Neue wieder zu treffen.

Denn das Großartige ist, die jahrtausendealten buddhistischen Weisheiten sind zeitlos in unsere schnelllebige, westliche Welt übertragbar. All die wundervollen Übungen sind alltagstauglich und leicht zu erlernen. Die Schwierigkeit besteht vielmehr darin, unseren eigenen Geist positiv zu beeinflussen und das auch noch dauerhaft. Wir sind schlaue Wesen, wissen oft selbst, dass uns ein bewusster Umgang guttut. Haben wir allerdings die Entscheidung einmal getroffen, bewusster unser Leben zu leben, ist es manchmal dennoch verlockend, wieder in alte und gewohnte Momente zurückzufallen. Etwas Unerwartetes passiert und schwupps, sind wir wieder aus unserem neuen und bewussten Rhythmus gerutscht.

Hier dann wieder Fuß zu fassen und durchzuhalten, darum geht es. Denn die Frage, ob wir achtsam leben wollen, stellt sich überhaupt nicht, die Entscheidung haben wir ja bereits getroffen. Es geht einzig und allein um die Umsetzung.

Was sich anbietet?

- über einen längeren Zeitraum üben und praktizieren

- Wiederholungen, die sich in unser System einprägen

Und ganz viel Verständnis für unser eigenes Selbst.

Bekanntermaßen sind wir schließlich selbst unsere besten Kritiker. Dies zu durchbrechen, bedarf einer gehörigen Portion Selbstliebe.

„Ich liebe und wertschätze mich selbst."
Affirmation für jeden Tag, bis du es selbst verinnerlicht hast.

In den 1970ern unterrichtete Jon Kabat-Zinn, weltweit angesehener Meditationslehrer und Entwickler der MSBR Methode Achtsamkeit und Meditation. Er lehrte die Menschen mit Stress und Sorgen besser umzugehen.[2]

„Du kannst die Wellen nicht stoppen,
aber du kannst lernen, sie zu surfen."[3]

MBSR (Mindfulness Based Stress Reduction) war von Anfang an sehr erfolgreich, es erleichterte Schmerzpatienten von ihrem Dauerschmerz und wird seitdem auch in Deutschland in unterschiedlichen Formaten angeboten.

---

2 Die heilende Kraft der Achtsamkeit

3 Jon Kabat-Zinn

Bei der MBSR lernen die Patienten, ihre Aufmerksamkeit bewusst zu lenken und so Gedanken, Empfindungen und Sinneseindrücke zu beobachten. Ähnlich wie in der Meditation können Empfindungen von „außen“ wahrgenommen werden, „innerlich“ eingeschätzt und so gelenkt werden, dass sich Beschwerden verringern.

Achtsamkeit war unter Wissenschaftlern lange nicht anerkannt, wird mittlerweile aber auch bei unterschiedlichen Forschungen immer präsenter und, vor allem, greifbarer.

Das Praktizieren von Meditation und Achtsamkeit hat einen positiven Einfluss auf:

- unser Gehirn,
- unsere Emotionen,
- unsere Hormonausschüttung (Stress-, Glückshormone),
- unser Schmerzempfinden (Rückenschmerzen, Kopfschmerzen) und auch Angststörungen oder Depressionen.

Achtsamkeit kann somit präventiv eingesetzt werden, um gesund zu bleiben. Aber auch, um gesund zu werden.[4]

Das Problem ist oftmals, dass unser heutiger Alltag in den meisten Fällen nicht unserem wahren Wesen entspricht.

---

4 Dieses Buch bietet dir ein paar wundervolle Anregungen, dies ist allerdings kein Heilversprechen.

Es widerspricht sogar oftmals dem, was wir eigentlich wollen. Dem, wonach wir uns sehnen. Unsere Tage sind geprägt von Dingen, die uns nicht guttun. Das Hetzen von Termin zu Termin. Telefonieren, chatten, E-Mails lesen und alles am liebsten gleichzeitig bedeutet bei den meisten Menschen einfach nur eines – Stress. Wir haben gelernt so zu leben, als hätten wir 10 Hände und 20 Beine. Das Erschreckende? Es funktioniert auch bei den meisten Menschen gut – zumindest eine Zeitlang.

Kommen andere Alltagshürden hinzu, häufen sich die Stresshormone in unserem Körper. Und wir haben schnell ein Gefühl von ausgebrannt sein.
Dabei ist es nicht nur viel effektiver, eines nach dem anderen zu tun, es geht vielmehr um das bewusste Erledigen von Aufgaben und Alltag und ein bewusstes Wahrnehmen eigener Emotionen währenddessen.

Monotasking here you come.

Das Erledigen von Aufgaben im Schnell-schnell-Modul, am liebsten perfekt erledigt, befriedigt eben auf Dauer nicht unser wahres Selbst. Das tief in uns sitzende Bedürfnis nach Zufriedenheit wird erst aktiviert, wenn wir Dinge mit Herzblut erledigen. Wenn sie uns aus tiefstem Herzen erfreuen. Und das können sie nur, wenn wir sie bewusst ausüben. Und selbst, wenn sie uns nicht erfreuen, nehmen wir die Gefühle in dem Moment bewusst wahr.

Die Achtsamkeit ist eine einfache und wirkungsvolle Methodik, um mit Stress besser umzugehen und Situationen FÜR und nicht GEGEN uns zu nutzen. Auf diese Weise werden wir unseren Bedürfnissen nach Zufriedenheit und Glück viel eher wieder gerecht.

Wenn Achtsamkeit, also die Wahrnehmung, auf das Hier und Jetzt zu richten ist, dann ist das ein Versprechen darin, sie jederzeit leben zu können. Den Blick auf die aktuelle Zeit zu richten ohne Ablenkungen, ist jedem von uns möglich. Dabei gilt es, weder die Vergangenheit noch die Zukunft zu vergessen. Sie gehören zu unserem Leben dazu. Ebenso die vielerlei Einflüsse im Alltag, die unser Handeln beeinflussen; sie lassen sich nicht einfach abstellen. Aber sie lassen sich sehr wohl bewusst wahrnehmen und entsprechend einordnen.

Das bewusste Wahrnehmen des Hier und Jetzt befähigt uns dazu, Ablenkungen als Ablenkungen wahrzunehmen, Gefühle wahrzunehmen und unser Gedankenkarussell zu stoppen, die Vergangenheit ruhen zu lassen, wenn es gerade nötig ist, und die Zukunft nicht beeinflussen zu wollen, weil die Gegenwart so bedeutend ist.
Ein Leben im gegenwärtigen Moment bedeutet ein Leben in vollkommener Freiheit. Weil du selbst beeinflussen kannst, wie du dich fühlen möchtest. Weil du die Freiheit besitzt, selbst Entscheidungen zu treffen. Die Auswahl zwischen einem bewussten und selbstbestimmten Leben und einem Leben auf Autopilot.

Die wertfreie Übung der Achtsamkeitspraxis lehrt uns wertfreie Momente zu erleben. Momente als solches wahrzunehmen, was sie wirklich sind.

Hier ein kleines Beispiel für dich

Zwei Menschen gehen spazieren. Sie spazieren an einer befahrenen Straße entlang. Autos fahren an der Straße. Es ist Feierabendverkehr.
Eine:r der beiden hört die Autos ununterbrochen fahren und hupen. Er/Sie hat den Kopf noch voll von der Arbeit und möchte eigentlich lieber auf der Couch sitzen, der Tag war schließlich anstrengend. Er/Sie hat ein wahnsinnig gestresstes Gefühl. Ist angespannt und seine Atmung geht flach und kurz. Die Schultern spannen sich an, der Nacken ist verspannt.
Der/Die andere hört neben all dem die Vögel zwitschern und kann den Lärm der Straße vollkommen ausblenden. Er/Sie hatte zwar auch einen anstrengenden Tag, aber er/sie hat sich bewusst dazu entschieden, jetzt Feierabend zu haben und vor allem, die freie Zeit zu genießen. Die Atmung geht ruhig, die Gesichtszüge sind entspannt, er/sie ist vollkommen entspannt. Er/Sie genießt den Feierabendspaziergang und nimmt einfach wahr, was ist.

Der Unterschied liegt nicht in einem „guten Hören“, es liegt daran, wo wir unsere Aufmerksamkeit hinsenden. Auf das Positive oder auf das Negative. Auf das, was war (der anstrengende Tag), oder das, was kommen wird (endlich Feierabend).
Der/die eine hört die Natur, der/die andere die Autos.
Wir können üben, beides voneinander zu trennen und so bewusst die Entscheidung zu treffen, was wir hören (sehen, wahrnehmen …) wollen.
Den Vorgang des Unbewussten in einen bewussten Zustand umzuwandeln.

Unbewusste Wahrnehmung passiert intuitiv, wir sehen, riechen, hören, fühlen, schmecken Millionen von Sinneseindrücken innerhalb von Sekunden. Nur die wenigsten davon werden bewusst wahrgenommen. Innerhalb kürzester Zeit werden diese Eindrücke vom Gehirn verarbeitet und bewertet.

Etwa 40 Informationen von Eindrücken, die unser Gehirn verarbeitet, nehmen wir wahr.
Etwa 10 Millionen Eindrücke nehmen wir unbewusst auf.

Die größte Menge an Eindrücken, die sich in unserem Kopf abspielen, sind daher unbewusst. Ca. 0,1 % dessen, was wir im Gehirn wahrnehmen, passiert bewusst.[5]

„Wahrnehmung ist ein psychophysiologischer Prozess. Sie entsteht nicht in den Sinnesorganen, sondern im Hirn.“[6]

Zwei Menschen können sich also in exakt derselben Situation befinden und dennoch ganz unterschiedliche Dinge hören, riechen, sehen, fühlen oder schmecken.
Sie sehen dieselbe Umgebung, sie hören dieselben Dinge, sie essen vielleicht sogar dasselbe Gericht und riechen denselben Duft und dennoch nehmen sie nicht alles in derselben Intensität wahr. Der eine kann den Fokus auf das Hören legen, der andere auf das Sehen. Die Eindrücke werden vom Gehirn in unterschiedlicher Weise erarbeitet und bewertet. Erinnerungen, Erfahrungen, Emotionen und (Wert-)Vorstellung werden dem Paket von aufgenommen Sinnesreizen hinzugefügt und so zu etwas Individuellem.

---

5 Hirnforscher Gerhard Roth

6 Steigerwald, Friedbert (1997). Psychologie, Soziologie und Pädagogik

Abhängig davon, was wir im Laufe unseres Lebens erlebt haben, in welcher Stimmung wir sind und in welcher aktuellen Lebenslage wir uns gerade befinden, kann sich die Wahrnehmung derselben Reize und Eindrücke unterschiedlich auswirken. Positiv und negativ.

Auf diese Weise nimmt jeder Mensch seine ganz individuelle Realität wahr.

Die Stolpersteine auf dem Weg zu einem achtsamen Leben

Auf dem Weg in die Achtsamkeit liegen für uns immer wieder Steine im Weg. Plötzlich tauchen sie auf, wie aus dem Nichts. Manche sind größer, manche kleiner. Eines aber ist klar. Sie sind bei jedem von uns da. Immer mal wieder.
Diese Stolpersteine gilt es zu besteigen, zu überqueren und zu durchbrechen.

Was das für Steine sind?

Zum einem unsere eigenen Gedanken, die uns im Weg stehen. Aber auch Gefühle und Emotionen, welche neben dem Gefühl noch die körperliche Empfindung einschließen.

Es können aktuelle Gedanken, Gefühle, Emotionen sein oder tief verwurzelte Gedankenmuster, die von außen an uns herangetragen worden sind. Es können ganz schlichte

Gedanken, Gefühle, Emotionen sein oder ganz starke. Sie sind individuell und können uns ausbremsen.
In einigen Situationen können auch körperliche Empfindungen im Weg stehen.

Sicher kennst du das? (Lässt sich auch auf andere Situationen übertragen.)

Du willst unbedingt fitter werden. Und gehst schön fleißig ins Fitnessstudio. Aber nach ein paar Wochen tut dein Knie weh oder du hattest einen Fahrradunfall oder du bekommst einen Schnupfen, oder, oder, oder. Dies ist eine typische Situation und häufig zu beobachten. Im Yoga kennen wir das unter dem Begriff Klesha, die fünf Trübungen des Geistes.

In den Yoga Sutra des Patanjali schreibt Patanjali vor tausenden von Jahren schon genau darüber.[7]

Empfehlungen über das Leben, 195 Verse (die Sutras), die für jeden Menschen gleich gelten und uns Ratschläge zu einem bewussten Leben bieten. Es geht um unser Denken und Fühlen. Um einen liebevollen Reminder, dass unser Leben einzigartig ist.

Avidya, das Nichtwissen, die Unwissenheit

- Umschreibt den Zustand des Nichtwissens. Wir leben die Gegenwart aus dem Wissen heraus, die unsere Vergangenheit gemacht hat. Wir denken uns viel zu oft etwas, wissen es aber nicht.

7 Yoga Sutra des Patanjali

Asmita, das Ego, die Ich-Identifikation

- Ein Hindernis, das dazu führt, dass wir uns oft blenden lassen. Von unserem eigenen Ego, vom Schein. Wir haben verlernt, stolz zu sein, wenn etwas gut gelingt, und brüsten uns viel zu oft mit Dingen, die eigentlich nicht wichtig sind. Das Ego darf viel öfter außen vor gelassen werden, die Wirklichkeit zelebriert werden.

Raga, die Anhaftung

- Bindung oder Begierde. Was genau brauchen wir, um glücklich zu sein? Das Maß im Auge behalten, in sich hineinhören und wahrnehmen. Höher, schneller, weiter zieht hier nicht; es geht eher um tiefer, bewusster und achtsamer.

Dvesa, die Ablehnung

- Das, was wir ablehnen. Hast du dich einmal hinterfragt. Was lehnst du ab und warum? Nimm es einmal bewusst wahr. Höre in dich hinein und entscheide selbst und bewusst, was dir nicht gefällt. Lass dich nicht leiten von Konditionierungen und Meinungen anderer.

Abhinivesha, die Angst

- Wovor hast du Angst? Was für Ängste hast du dir im Laufe deines Lebens aufgebaut und warum? Sind sie notwendig oder dürfen sie gehen? Spüre in dich hinein und hinterfrage dich selbst. Sind die Ängste real, wofür brauchst du sie? Können und dürfen sie gehen? Nimm es bewusst wahr.

Um die Kleshas, die Hindernisse, zu einem wertschätzenden Leben zu überwinden, gibt uns Patanjali ebenfalls Hinweise, was uns hilft auf unserem Weg:
Meditation
Reflexion
Mentale und emotionale Hindernisse erkennen, ohne Ego und ohne Vergangenheit
Im Hier und Jetzt.
Klesha bedeutet so viel wie Leid, Beschwerde oder Übel. Unsere unbewussten Neigungen, die bestimmen, wie wir uns verhalten. Sie bestimmen unser Denken und unser Handeln und werden maßgeblich aus dem gebildet, was wir bereits erlebt haben. Sie bilden unsere ganz eigene Realität.

In meinen Kursen & Ausbildungen kann ich dieses Phänomen regelmäßig beobachten.

Alte Glaubenssätze stehen uns gern im Weg. Ebenso wie alte Erinnerungen oder Erwartungen. An uns selbst, an andere oder an die Situation.

Ein kleiner Reminder: Die Entscheidung zu einem bewussten Leben darfst du täglich neu treffen. Auch wenn Steine im Weg liegen. Es lohnt sich.

Die Grundlagen der Meditation

Eigentlich ist das Meditieren eine Form der Achtsamkeit, daher dürfen wir nicht vergessen, auch darüber zu sprechen. Das Sitzen in Stille, das Spüren des eigenen Körpers. Meditation bewirkt viel und ist ein achtsames Lauschen in deinen eigenen Körper.
Meditieren bedeutet, seinen Geist im gegenwärtigen Augenblick zu verankern.
Wichtig zu wissen ist, dass das Meditieren – ebenfalls wie das Sitzen in der Meditation – eine reine Übungssache ist.

Je öfter und beständiger du praktizierst, desto leichter wird es dir fallen in einen meditativen Zustand zu verfallen. Je öfter du dich in einen Meditationssitz setzt, desto einfacher wird er dir fallen. Und wenn nicht, hast du immer noch die Möglichkeit, deinen Sitz an deinen eigenen Körper anzupassen. Nach einiger Zeit kannst du diesen meditativen oder entspannten Zustand auch im Alltag spüren und zum Teil sogar bewusst herbeiführen.
Das Ziel der Meditation ist – ebenso wie beim Yoga – „das Zur-Ruhe-Bringen der Gedanken im Geist".
Die Möglichkeiten zu meditieren sind vielfältig. Je nach Gusto kann eine Meditation in Bewegung, in Stille oder mit einer Fokussierung auf ein „Hilfsmittel" stattfinden.
Denk immer dran: Der Zustand der Gedanken im Geist ist von außen nicht einsehbar.

Es geht bei der Meditation nicht um eine Herbeiführung zu einem bestimmten Glauben, wie manche irrtümlich immer noch denken. Lediglich der ruhige und bewusste Zustand des Geistes ist das Ziel.
Die bewusste Fokussierung auf einen Gedanken, einen Gegenstand oder eben auf die Gedankenlosigkeit und

Stille bietet ein großes Potential an positiver Beeinflussung auf unseren Alltag. In Situationen, die uns stressen oder verspannen lassen, kann die bewusste Herbeiführung der Entspannung positiv einwirken.
Zusätzlich gibt uns die Meditation die Möglichkeit der eigenen Entscheidung, was ich denken oder fühlen will. Die Tiefe der inneren Entscheidung hat Auswirkungen auf unsere Konzentration in der Meditation. Sie sollte nicht verkrampft sein, aber dennoch klar und zielorientiert. Mit jeder Übungseinheit wird dir das Meditieren leichter fallen. Wenn wir an Meditation denken oder an jemanden, der meditiert, dann ist das meist ein Mönch oder der Buddha, der stundenlang in einem Lotussitz verharrt und in sich ruht.

Bitte denk dran, auch diese Menschen konnten nicht von Beginn an stundenlang ruhig verharren. Auch sie haben es über die Jahre hinweg erst lernen müssen.

Ein simples Beispiel dazu

Im Alltag machen wir uns oft Gedanken. Über unsere Mitmenschen und uns selbst. Die Gedanken verselbstständigen sich in Sekundenschnelle.
Das Problem an der Sache ist, dass diese Gedankengänge oftmals negativ sind.

„Ich bin nicht gut genug.“
„Das kann ich sowieso nicht.“
„Darin war ich immer schon echt mies.“

Und wir bewerten andere, wie z. B.
„Die kann das doch sowieso nicht."
„Die ist doch schon immer … gewesen."
„Der sieht doch … aus."

Kurzum: Wir denken unbewusste Muster, die sich selbstständig vervielfältigen und uns überhaupt nicht guttun. Weder uns selbst werden sie gerecht noch unseren Mitmenschen. Und schon gar nicht einer achtsamen Lebensweise. Mit mir und meiner Umwelt.
Ein ununterbrochen negatives Denken über deinen Körper, deine eigenen Gedanken oder über deine Mitmenschen, welche du im schlimmsten Fall noch nicht einmal kennst, tut niemandem gut.

Meditation in der westlichen Welt

Meditation in der westlichen Welt bedeutet nicht die Anhaftung an einen bestimmten Glauben. Während in anderen Kulturen das ruhige Sitzen und Denken, die Meditation schon lange Tradition haben, sind sie hier, in der westlichen Welt, nun auch seit einiger Zeit fester Bestandteil der Menschen.

Allerdings findet dies eher im persönlichen Umfeld oder allein statt.

Dass sich ständig Sorgen machen Stress auslöst und krank macht, ist hinlänglich bekannt.

Dass Meditationen und sanfte Bewegungsformen die Entspannung unterstützen, auch. Dennoch bedarf es noch einiger Jahre, bis Achtsamkeitsübungen und Meditationstechniken hierzulande auch schon im Kindesalter gelehrt werden. Leider.

Wenn wir als Kind schon lernen würden, wie wir mit dauerhaftem Stress und permanentem Druck umgehen können, könnten sicher viele Krankheiten im Erwachsenenalter vermieden werden.
Bluthochdruck, Burn-out, Gewichtsregulation sind nur einige der weitreichenden Beispiele. Das ständige Gefühl, nicht zur Ruhe zu kommen, kennen die meisten der Menschen auf unserer Seite der Welt. Nicht alle haben die Möglichkeit, Bewegung als Ausgleich zu nehmen. In meinen Augen sollte auch in Bezug auf das wichtige Thema Bewegung bereits in der Kindheit genügend Auswahlmöglichkeit geboten werden.
In der Schule „nur" sich gegenseitig abzuwerfen und andere Ballsportarten, in denen wir uns mit anderen messen müssen, zu spielen, ist nicht jedermanns Sache. Eine Bewegungsform zu finden, die zu jedem individuell passt, aber ist eine essenzielle Grundlage für ein gesundes Leben. Aber hierzu später mehr.

Durch regelmäßige Meditation lernen wir mit der Zeit, Dinge und Emotionen mit Abstand zu betrachten und sie entsprechend zu beeinflussen.
Wer in der westlichen Welt meditieren lernen will, stößt entweder spontan darauf und probiert es einfach aus oder hat einen Drang nach der Sinnsuche des Lebens, welchem er oder sie auf den Grund gehen will. Stichwort „Umbruch".

Phasen, Ziele und Abläufe der Meditation

Der Meditierende durchläuft 6 Phasen:

- Fokussieren,
- Abdriften,
- das Abdriften bemerken,
- Re-fokussieren,
- das zur Ruhe kommen,
- alle vorangegangenen Phasen wieder von vorne zu beginnen.

Meditation ist eine Achtsamkeits- und Konzentrationsübung mit dem Ziel:

- den Geist zu beruhigen (Ruhe),
- nach innen zu schauen (Innenschau),
- sich selbst zu spüren (ins Spüren kommen),
- Konzentrations- und Fokussierungsübungen (Fokussierung),
- Lösen von Blockaden (innerlich & äußerlich),
- Energieaufbau (Auftanken).

„Eine Übungspraxis wird nur dann Erfolge zeigen, wenn wir sie über einen langen Zeitraum ohne Unterbrechung beibehalten, wenn sie von Vertrauen in den Weg und von einem Interesse, das aus unserem Inneren erwächst, getragen ist."

Yoga Sutra 1.14

Die Länge der Meditation hat einen Einfluss darauf, wie sich die Meditation auf dich und deinen Körper auswirkt. Je länger du in Ruhe sitzt, desto tiefer geht die Meditation.

Man sagt, eine Meditation von ca. 10–15 Minuten beeinflusst dein Nervensystem bereits positiv. Eine Meditation von 30–35 Minuten hat eine harmonisierende Auswirkung auf deinen Geist und dein gesamtes Energiesystem. Eine Meditation von über 1 Stunde beeinflusst dann die tiefer liegenden Schichten deines gesamten Bewusstseins.
Wie lang deine tägliche Meditationspraxis ausfällt, hängt somit damit zusammen, was du bewirken willst. Je länger, desto effektiver stimmt allerdings auch nicht so ganz. Die Länge deiner Meditationspraxis ist entscheidend für die Emotionen und Gefühle, die die Meditation in deinem System hinterlässt. Die Tiefe aber, also wie fokussiert du während der Meditation bist, wirkt sich auf dein gesamtes System aus.

Zu Beginn reichen ein paar Minuten der Stille, nach und nach wirst du merken, dass sich die wohltuende Ruhe der Gedanken im Geist positiv auf deinen Alltag auswirkt. Daher empfiehlt es sich nach einiger Zeit eine längere Praxis zu wählen.
Während ein Anfänger mit einem Timer arbeitet, kann jemand Geübtes die Zeit seiner Meditation intuitiv unterbewusst wählen.

In jedem Fall sollte einige Zeitlang täglich oder mehrmals in der Woche geübt werden, sodass sich unser Unterbewusstsein auf die Verinnerlichung der neuen Gewohnheit einstellen kann.

Nach 1 Monat
Umwandlung einer alten Gewohnheit in eine neue (positive) Gewohnheit

Nach 3 Monaten
Verinnerlichung der neuen Gewohnheit in deinem inneren System

Nach ca. 1000 Tagen
Manifestation der neuen Gewohnheit

Aus diesem Grund bedarf es mehrerer Tage und Monate, die wir immer wieder die Übung praktizieren sollten, damit unser Körper und unser Geist die positiven Merkmale einer neuen Übung manifestieren. Dies heißt aber nicht, dass die positive Beeinflussung deines Systems nicht sofort spürbar wäre. Dies sollte bereits nach einigen Tagen spürbar sein.

Wenn du mit der Meditation beginnst, können sich selbstverständlich auch Hindernisse einstellen:

- unruhiger Geist,
- nicht fokussieren können,
- Gefühl von einschlafen wollen,
- Schmerzen (Füße, Hüfte, Knie, Rücken …).

Auch hier gilt. Die Übung macht den Meister … und vertreibt die Hindernisse, zumindest phasenweise.

Tipps für eine regelmäßige Meditationspraxis

- Mach es dir so schön wie möglich.

- Achte auf Ruhe und gestalte dir einen schönen Platz.

- Lege einen Zeitpunkt fest.

Ob du morgens oder abends meditierst, bleibt letztlich dir überlassen. Beides hat seine Vor- und natürlich auch Nachteile. Am Morgen ist der Geist noch frisch und du kannst die nächtliche Ruhe mit in die Meditation nehmen. Der Nachteil an morgendlichen Meditationen ist möglicherweise ein Rest verbliebener Müdigkeit. Am Abend wird dein Geist in der Regel unruhiger sein, weil du die Eindrücke des Tages zu verarbeiten beginnst. Wichtig ist, dass du dir einen festen Zeitpunkt einrichtest, denn das hilft dir deine (neue) Gewohnheit leichter in deinen Alltag zu integrieren.

Regelmäßigkeit steigert die positive und deinen Geist reinigende Wirkungsweise der Meditation. Versuche „standhaft“ zu bleiben und dich täglich zur Meditation hinzusetzen oder hinzulegen. Übe nach und nach den aufrechten Sitz. Was nicht heißt, dass du zwangsläufig im Yoga-Sitz meditieren musst. Mache es dir gerne bequem, versuche aber deinen Geist wachzuhalten. Einige Minuten am Tag genügen schon. Die Zeit solltest du doch übrighaben. Ein kleiner Tipp: Wenn du das Gefühl hast, dass es gerade wieder mal so richtig stressig bei dir zugeht, meditiere doppelt so lange wie normalerweise!

Du wirst es dir selbst danken, dass du deinen inneren Schweinehund überwunden hast.

Lege die Zeit fest, die du jeweils meditieren möchtest. Wenn du dir vornimmst 5 Minuten zu meditieren, dann meditiere 5 Minuten. Stell dir einen Wecker und bleib auch dann sitzen, wenn dein Geist rastlos oder müde ist. Was sich in jedem Fall anbietet?
Probiere verschiedene Techniken aus.
Während dem einen eher die Visualisierungen liegen, mag der andere lieber die reine Atembeobachtung. Finde deine ganz persönliche Methode, indem du eine auswählst und sie einige Wochen oder auch Monate praktizierst. Erst dann probiere eine andere aus. Wenn du dich dann einmal für eine Methode entschieden hast, solltest du bei ihr bleiben. Sonst könnte es sein, dass du immer nur an der Oberfläche kratzt. Stell dir vor, du würdest in der Wüste nach Wasser bohren und jedes Mal kurz vorm Durchbruch setzt du an einer anderen Stelle an …

Wenn du dich zur Meditation hingesetzt hast, überlege dir vorher kurz, warum du überhaupt meditierst. Willst du im Alltag ruhiger werden? Soll die Meditation deiner Gesundheit zugutekommen? Notiere deine Motivation. Möchtest du deinen Geist erforschen? Wenn du den Grund für deine Meditation kennst, motiviert dich das und deine Meditation wird dir leichter fallen.
Noch eines: Schraube deine Erwartungen runter.

Die meisten Menschen geben das Meditieren schnell wieder auf, weil sie bestimmte Erwartungen an ihre Meditationspraxis haben. Gehe das Ganze gelassen an. Ein messbares Ergebnis ist nicht ausschlaggebend für die Qualität deiner Meditation.
Nimm einfach an, was kommt, und freue dich über jedes Erlebnis während deiner Sitzung.

Danach kannst du die Erfahrungen in deinen Alltag übertragen.

Hast du es geschafft, das Sitzen auszuhalten, und gespürt, dass es im Nachhinein gar nicht so schlimm war. Bestens. Wo siehst du ebenso eine Situation in deinem Alltag?

Meditation wirkt zwar auch auf ganz unterbewusste, subtile Weise, dennoch kannst du deine Erfahrungen auch aktiv in dein Leben integrieren. Hast du Wärme oder Mitgefühl empfinden können, dann bringe diese Wärme und dieses Mitgefühl auch in deinem Alltag zum Ausdruck. Meditation ist etwas Lebendiges! Gib deinen Erfahrungen Raum, sich zu entfalten, und lass andere an deinen Erfahrungen teilhaben.[8]

8 Meditationslehrer/innen verschiedener Traditionen

Die Grundlagen von Atemtechniken

Aufgrund unseres Atmungssystems (respiratorisches System) können wir atmen. Ganz automatisch, also unbewusst tauscht der Körper Atemgase in Form von Sauerstoff und Kohlendioxid aus. Dieser Prozess ist lebensnotwendig und wichtig. Wir lernen nicht zu atmen. Wir atmen. Einfach so, von der ersten Sekunde unseres Lebens bis zur letzten. Vollkommen automatisiert, ohne nachzudenken atmet unser Körper für uns.

Dies hat mehrere Vorteile:

- Wir können unsere Emotionen positiv beeinflussen.

- Wir können unser Energielevel positiv beeinflussen.

- Wir verbreiten Prana (Lebensenergie) in unserem Körper.

- Wir können unsere Lungenkapazität steigern.

Führe dir den physiologischen Atemvorgang einmal vor Augen.
Bei der Einatmung nehmen wir frische Luft durch die Nase (oder den Mund) auf.
Bei der Ausatmung führen wir verbrauchte Atemluft durch die Nase (oder den Mund) ab.

Unsere Atmung ist die Grundlage allen Lebens. Sie steht als Verbindung zu unserer Umwelt und ist somit nicht nur für die Belüftung unserer Lungenaveolen, sondern auch für den Energieaustausch in unseren Zellen wichtig. Laut der TCM (traditionellen Chinesichen Medizin) hat die Atmung (die Lunge) eine enge Beziehung zu unserem Darm und auch zu unserer Haut. Auf energetischer Ebene steht unsere Atmung für die Verbindung zum Aussen.

Wir bestimmen anhand der Atmung, wie unser Grundgefühl mit der Umwelt ist. Angespannt oder entspannt. Gestresst oder ruhig. Unbewusst oder bewusst.

Die Atmung ist ein komplexes Zusammenspiel unserer Atem- und Atemhilfsmuskulatur im Körper. An der Schleimhaut der Nase befindet sich feines, mehrreihiges Flimmerepithel. Die Flimmerhärchen bewegen sich rhythmisch auf der Schleimhaut und reinigen so die eingeatmete Luft. Zusätzlich feuchten sie die Luft an.

Atemluft strömt durch die Nase (oder den Mund) ein, wandert durch den Rachen zum Kehlkopf. Von dort über die Luftröhre zu unseren Bronchien hin zu den Lungenbläschen. Vollkommen automatisch versorgen wir so den Körper mit all der lebensnotwendigen Energie, die er braucht.

Ganz allgemein kann man sagen, bei der Einatmung nehmen wir frischen Sauerstoff auf, die Atemluft wird im Körper verteilt und verbrauchte Luft strömt aus. Eine gesunde und tiefe Atmung hat somit eine mehrfach heilsame Wirkung.

Ein ruhiger Atem bedeutet einen ruhigen Zustand.

Führen wir uns den Prozess der Atmung bewusst vor Augen, so wird schnell klar, wie wichtig das vollständige

Ein – und Ausatmen ist ist. Auf diese Weise befreien wir unseren Körper von Abfallprodukten. Viel zu oft ist es leider so, dass wir diesen Prozess gar nicht bewusst wahrnehmen. Einfach geschehen lassen. Und kaum bis gar nicht vollständig ein- und ausatmen. Auf diese Weise setzen sich Schlacken im Körper fest, der Stoffwechsel verlangsamt sich und Krankheiten können entstehen.

Ausatmung
Der Körper reinigt sich.

Einatmung
Der Körper wird versorgt.

Atme langsam aus, atme dann ein und halte den Atem an. Dein Geist wird ruhig und stark.[9]

Um die unbewusste Atmung in eine bewusste umzuwandeln, ist es wichtig, dir bewusst zu machen, was während der Atmung passiert. Wo deine Atmung hinführt, wo sie sich im Körper ausbreitet, wo sie wieder ausströmt.
Schon als Kind haben wir gelernt, den Bauch einzuziehen. Schönheitsideale gaukeln uns vor, dass nur ein flacher Bauch attraktiv ist. Das ununterbrochene Einziehen des Bauches ist im Grunde genommen krankmachend. Denn wenn wir verlernt haben, tief in den Bauch ein- (Bauch füllt sich – wird größer) und vollständig auszuatmen, dann kann das krank machen. Die Atmung auch in den Bereich des unteren Bauches zu leiten, wirkt reinigend und massiert wohltuend unsere inneren Organe auf sanfte Weise. Wichtig, eine jahrelange Fehlatmung braucht Zeit. Zeit, sich umzustellen. Hierfür braucht es ein Bewusstsein

9 Yoga Sutra des Patanjali

dem eigenen Körper gegenüber und regelmäßige Übung. Durch das bewusste Üben unterschiedlicher Atemtechniken können wir unseren Körper in den natürlichen Automatismen unterstützen. Auf diese Weise fördern wir unsere geistige und körperliche Gesundheit, aber auch die emotionale Zufriedenheit.

Eine Methode für bewusste Atmung ist beispielsweise die Verbindung von Atem und Mantra.

Im Yoga wird hierfür gern das „Sat Nam“ Mantra genutzt. „Sat Nam“ bedeutet „Wahrer Name“ oder „Wahre Identität“.
Mit dem Einatmen denkst du dabei „Sat“ und mit dem Ausatmen „Nam“.

Du kannst deinen Atem aber auch mit jedem beliebigen Mantra verbinden. Auch Affirmationen sind möglich.
Einatmen „Ich bin“; ausatmen „vollkommen ruhig“.
Oder einatmen „Ich“, ausatmen „bin“.

Diese Art der rhythmischen Wiederholung beruhigt deine Gedanken und kann dazu beitragen, dass sich die Atmung ebenso beruhigt. In erster Linie wird deine Atmung dadurch gleichmäßiger und bewusster. Die Atemlänge der Einatmung wird der Länge der Ausatmung angepasst und andersrum. Je nachdem, welche Affirmation du gewählt hast.

Hier ein paar Ideen für diese Technik.

Ich bin	vollkommen ruhig
Ich gehe	gelassen durch den Tag

Ich liebe	mich selbst
Ich wertschätze	mich selbst
Ich umsorge	mich selbst
Ich bin	wertvoll
Ich darf	sein
Ich	lasse los
Alles, was ich nicht brauche,	darf gehen
Alles, was mir guttut,	darf kommen
Ich bin	zufrieden
Ich	bin
Einatmen	ausatmen
Ohm	ohm

Die Wiederholung des Mantras bzw. der Affirmation sollte in jedem Fall so lange wiederholt werden, bis sich das Gefühl dazu im Körper und in der Seele gefestigt hat.

Es macht keinen Sinn, sich ein Mantra zu wählen und es dann lediglich 1 oder 2 Tage zu praktizieren. Auf diese Weise wird sich das Mantra nicht in deinem inneren System manifestieren.

Die Praxis und die Wiederholung – im Idealfall täglich – manifestieren sich erst im Laufe einiger Zeit in unseren Gedanken und Emotionen.

Sobald du das Gefühl hast, diese Manifestation ist angekommen, kannst du ein neues Mantra bzw. eine neue Affirmation wählen.

Im Yoga ist die Beobachtung der Atmung unverzichtbar. Hier werden beispielsweise die Bewegungen der Atmung angepasst bzw. andersrum. Eine Bewegung entspricht der Einatmung, die Ausatmung folgt dann der nächsten Bewegung. Dies kann dazu beitragen, dass die Gedanken ruhig werden und wir in einen meditativen Zustand gelangen. Immer mit dem Ziel: die Gedanken zur Ruhe bringen.

Ich atme, also bin ich!

Du weißt, dein Atem begleitet dich von Beginn deines Lebens an bis hin zur letzten Minute deines Lebens. Daher verdient dieser Vorgang doch in jedem Fall eine Portion Wertschätzung, oder?

Ein kurzer Yogaexkurs

Das Sanskrit Wort „Atman“ bedeutet „der dir innewohnende Teil deine Seele“. Im Yoga gibt es die Vorstellung, dass jede Seele eine bestimmte Anzahl von Atemzügen zur Verfügung hat. Je schneller wir atmen, desto schneller sind sie daher aufgebraucht. Dies kannst du ebenso auf einige Tiere in der Natur übertragen. Beispielsweise werden Schildkröten sehr alt, Hunde und Katzen atmen hingeben sehr schnell und werden nicht so alt.
Noch einmal zur Verinnerlichung: Die bewusste Atmung kann uns dabei helfen, Blockaden im Energiefluss aufzulösen. Sie gibt uns die Möglichkeit, unsere Gedanken zu kontrollieren und negative Emotionen in positive umzuwandeln. Sie kann beruhigen oder energetisieren. Sie läuft vollkommen automatisch ab, kann aber auch bewusst eingesetzt werden.

Vorteile einer bewussten Atmung sind:

- Positiver Einfluss auf unseren Geist.
- Positiver Einfluss auf mentale Unruhe und Unkonzentriertheit.
- Verbindung von Geist und Atmung miteinander.
- Reduzierung von falschen Wahrnehmungen.
- Förderung von Verständnis und Vertrauen.

Atemtechniken

Pranayama ist die Beherrschung der Lebensenergie (Prana) durch Atemübungen.

Pranayama – verlängern, ausdehnen

Prana kannst du dir vorstellen als Lebenskraft, die durch den ganzen Körper fließt und für unsere gesamten Lebensfunktionen zuständig ist. Wenn Prana nicht ausreichend im Körper vorhanden ist, können Krankheiten entstehen. Prana ist daher existentiell. Sie steuert all unsere lebenswichtigen Funktionen ebenso wie unsere Fokussierung auf eine bestimmte Sache.
Unterschiedliche Atemtechniken können Prana positiv beeinflussen und so auf unterschiedlicher Weise auf unseren Körper wirken.

Es gibt beruhigende Atemtechniken, energetisierende Atemübungen, Hitze bringende Atemübungen und kühlende Atemtechniken.

Durch das Üben der Atemtechniken können Blockaden auf energetischer, emotionaler und körperlicher Ebene aufgelöst werden. Die Energie kann somit ungehindert im Köper fließen. Durch den Einsatz von bestimmten Atemübungen können aber auch Verspannungen (Nacken, Rücken, Schultern beispielsweise) aufgelöst werden. Hier wird die Atmung in die entsprechende Region gelenkt und so die Blockaden „aufgelöst".
Im Pranayama geht es daher darum, unsere Atmung so positiv zu beeinflussen, dass sich dies auf unseren Geist und unseren Körper auswirkt. Wichtig ist es, hierbei immer ganz genau auf den Körper zu achten. Die bewusste

Atmung sollte sich in jedem Fall gut und stimmig anfühlen. Es sollte niemals das Gefühl von Unwohlsein entstehen.
Was auch spannend erscheint, ist, dass das passive Atmen und das Beobachten der eigenen Atmung auch bereits Einfluss auf unsere Energie haben können. Im Yoga spricht man von einer Zusammenführung von Körper, Geist und Seele durch Atemübungen. Die bewusste Lenkung der Atmung unterstützt dich dabei, deine Lebensenergie im Körper zu lenken und zu halten.
Wichtig ist es immer, achtsam und bewusst zu üben. Dir Zeit zu nehmen und liebevoll zu praktizieren. Nichts zu forcieren, nichts zu erzwingen. Die eigenen Grenzen sollten stets eingehalten werden.
Übrigens: Gerade zu Beginn können sich Atemübungen ungewohnt anfühlen. Mit ein bisschen praktischer Erfahrung aber gelingt es meist ganz gut.

Unser Atemzyklus besteht aus 4 Komponenten:

- Ausatmung, die nach außen gerichtete Bewegung des Atems,

- Einatmung, die nach innen gerichtete Bewegung des Atems,

- Atem anhalten nach dem Ausatmen / Atemleere,

- Atem anhalten nach der Einatmung/ Atemfülle.

Wichtig:
Es ist wichtig, dass du niemals das Gefühl hast, dich unwohl zu fühlen. Die Atemübungen führst du im Idealfall im Sitzen durch. In einer ruhigen und bequemen Position, die dich nicht davon abhält in dich hineinzufühlen. Die Aufrichtung der Wirbelsäule steht im Vordergrund. Solltest du das Gefühl haben, dass das Sitzen anstrengend ist, dann wiederhole lieber in kürzeren Sequenzen und dafür öfter. Nach und nach wird dir das Sitzen an sich leichter fallen. Es ist eine reine Übungssache. Sei stets achtsam mit dir selbst, deinen Emotionen und deinem Körper. Solltest du Beschwerden haben, halte vorher Absprache mit deinem behandelnden Therapeuten oder Arzt.

Die tiefe Bauchatmung

Die tiefe Bauchatmung ist eine einfache und dennoch sehr effektive. Sie ist eine komplexe Atemtechnik, die dazu beitragen kann, unseren Geist zu beruhigen. Im Yoga wird diese Technik auch Purna-Atmung genannt.

„Purna“ – bedeutet „Fülle“.

Bei dieser Technik werden verschiedene Atemräume miteinander verbunden. Idealerweise führst du sie im Sitzen oder im Liegen aus.

Ausführung:

- Setze dich in den Schneidersitz oder einen anderen bequemen Sitz mit aufgerichteter Wirbelsäule oder lege dich auf den Rücken.

- Lege deine Hände auf den Bauch und spüre ein paar Atemzüge einfach in deine Atmung hinein.

- Lege dann die Hände auf deine Rippenbögen links und rechts am Brustkorb und spüre ein paar Atemzüge in deine Atmung hinein.

- Lenke nun die Atmung bewusst über den Brustkorb in den Bauchraum hinein (Brustkorb hebt sich, dann hebt sich die Bauchdecke).

- Atme langsam wieder aus. Zuerst senkt sich die Bauchdecke, dann leert sich der Brustkorb.

- Stell dir dabei vor, du dehnst an der jeweiligen Stelle den Bereich aus wie beim Aufblasen eines Luftballons.

- Stell dir vor, wie du mit jeder Einatmung neue und frische Energie tankst, mit der Ausatmung alles rauslässt, was du jetzt nicht brauchst.

- Die Ausatmung darf gern langsam und ruhig sein.

Du kannst diese Technik auch ausweiten.

- Atme tief bis in den Bauch und den unteren Rücken ein.

- Atme aus und werde leer.

- Atme tief bis in den Bauch und den Beckenboden ein.

- Atme aus und werde leer.

- Atme tief bis in den Bauch und die Organe ein.

- Atme aus und werde leer

- Atme tief bis in den Bauch und die Extremitäten ein.

- Atme aus und werde leer.

Auch die Gedanken können die Atmung lenken. Nicht überall kannst du das Hineinatmen auch spüren. Hier sind die Gedanken und die bewusste Lenkung der Atmung in deinen Gedanken der Schlüssel zum Glück.

Wirkung:

- löst physische und psychische Anspannungen
- entspannt die Atemmuskulatur & die Bronchien
- beruhigt den Herzschlag
- Senkung des Blutdrucks
- Verdauung wird verbessert
- hilft bei Einschlafproblemen
- verbessert die Konzentration
- unterstützt bei Entspannung
- massiert sanft von innen deine Bauchorgane
- beruhigt die Gedanken

Die Bienenatmung – Brahmari

Wie alle Pranayama-Übungen, die im Yoga eingesetzt werden, unterstützt auch die Bienenatmung dabei, unseren Körper mit Prana zu füllen. Prana ist für alle wichtigen Funktionen des Körpers wichtig. Die Bienenatmung fördert unsere Konzentration und entspannt den Geist. Sie beflügelt uns regelrecht. Übe mit leerem Magen. Auf diese Weise ist dein Körper nicht mit dem Verdauen beschäftigt und kann sich voll auf die Atemübung einlassen.

Ausführung:

- Setze dich in den Schneidersitz oder einen anderen bequemen Sitz mit aufgerichteter Wirbelsäule oder lege dich auf den Rücken.

- Lege nun den Zeigefinger sanft auf die geschlossenen Augenlider (vollkommen ohne Druck).

- Der Ringfinger liegt an der Oberlippe und der kleine Finger unter der Unterlippe.

- Der Mittelfinger liegt an der Nase.

- Nimm dann die Daumen, um die Ohren zu verschließen, sodass kein Geräusch mehr nach innen dringen kann.

Diese Handhaltung verschließt deine Sinne, die Aufmerksamkeit wird nach innen gerichtet.

- Lasse deine Ellenbogen zur Seite sinken, die Arme sind entspannt.

- Atme tief und vollständig ein.
- Atme vollständig aus, verschließe deine Sinne und lasse einen gleichmäßigen, summenden Ton erklingen.
- Der Mund bleibt geschlossen.
- Wiederhole 3 Zyklen à 10 Atemzüge und spüre nach.

Brahmari bedeutet „Bienen". Es entsteht ein Geräusch, das an das Summen von Bienen erinnert.

Wirkung

- beruhigt Körper und Geist
- Freude und Gelassenheit treten ein
- lindert innere Unruhe
- hebt die Stimmung
- ist hilfreich bei Schlafstörungen
- fördert die Vertiefung des Atems
- Stimmbänder werden sanft gereinigt
- regt die Verdauung an
- negative Empfindungen können losgelassen werden

Die Wechselatmung
Nadi Shodona/Anuloma Viloma

Nadi – Energiekanal

Shodona – Reinigung

Diese Atemtechnik unterstützt dich dabei, deine rechte und die linke Gehirnhälfte zu verbinden, sie in Balance zu bringen. Dies kann zu Beginn ein wenig ungewohnt sein, ist aber mit ein wenig Übung und Achtsamkeit ein wunderbarer Alltagsbegleiter. Er funktioniert sogar, wenn du ihn „nur" in Gedanken ausführst.

Ausführung:

- Setze dich in den Schneidersitz oder einen anderen bequemen Sitz mit aufgerichteter Wirbelsäule oder lege dich auf den Rücken.

- Halte deine rechte Hand im Vishu-Mudra. Zeigefinger und der Mittelfinger nach oben gerichtet(liegen auf der Stirn ab), der Daumen und der Ringfinger verschließen abwechselnd die Nasenlöcher.

- Beginne mit dem Daumen und verschließe das rechte Nasenloch.

- Atme tief durch das linke Nasenloch aus.

- Atme durch das freie, linke Nasenloch ein – verschließe mit dem Ringfinger.

- Atme rechts aus.

- Atme rechts ein und links aus.

- Atme links ein, rechts aus und immer so weiter.

- Wenn der Rhythmus gut funktioniert, dann zähle in Gedanken dazu dein Atemtempo. Vielleicht bis 4 oder 6 bei der Einatmung. Bis 6 oder 8 bei der Ausatmung.

Wiederhole diesen Zyklus 12-mal oder 24-mal.

Wirkung:

- Beruhigt den Geist

- Wirkt ausgleichend bei Sorgen und Stress

- Verbindet die Yin- und die Yang-Seite

- Wirkt beruhigend

- Hilft bei Konzentration und Fokussierung

Die Grundlagen des Mindful Movement

Es gibt nicht viel zu sagen. Außer: dein Körper – deine Bewegung. Jeder Körper ist anders und alles sollte sich jederzeit gut anfühlen. Wenn dies nicht der Fall ist, dann ist die Übung nicht die richtige für dich. Denk daran, du bist selbst dein(e) beste(r) Lehrer/in. Niemann kann in dich hineinfühlen, wie du es kannst. Nutze die Kraft des Spürens und des Fühlens. Wenn es sich gut anfühlt, gut; wenn nicht, dann nicht gut. Wenn du in ärztlicher Behandlung bist, sprich vor den Übungen, bei denen du dir unsicher bist, mit deinem Arzt. Und sieh die angebotenen Übungen als Hilfestellung. Als Möglichkeit, dich besser zu fühlen. Denn wir alle brauchen Bewegung. Und das täglich. Und vor allem ganz individuell. Der eine schnelle und höher, der andere langsamer und sanfter. Probiere dich also gern aus und such dir aus dem Buffet das aus, was zu dir passt.

Ich stelle mir dazu 3 Bereiche vor:

- Bereich einfach/klein.
- Bereich mittelschwer/mittelgroß.
- Bereich groß/schwerer.

Probiere täglich bei deinen Bewegungen, in welchem Bereich du dich bewegen möchtest. Und nicht, in welchem es möglich wäre. Auch wenn du stark und beweglich bist, kann es sich an manchen Tagen viel schöner und wohltuender anfühlen, wenn die Bewegungen klein und sanft sind. Und andersrum.

30 Tage Achtsamkeit für deinen entspannten Alltag

Tag 1
Ich lebe ein achtsames Leben

Die ersten theoretischen Aspekte der Achtsamkeit hast du schon kennengelernt. Du hast erfahren, dass ein achtsames Leben bedeutet, das Hier und Jetzt bewusst wahrzunehmen, ohne die Vergangenheit zu vergessen und die Zukunft zu vernachlässigen. Es geht darum, den jetzigen Moment so zu schätzen, wie er eben ist. Deine Gefühle davon losgekoppelt betrachten zu können. Vor allem aber darum, selbst die Entscheidung zu treffen, wie du leben willst. Ein achtsamer Umgang mit deinen eigenen Ressourcen und Kräften bietet dir eine positive Beeinflussung von Körper, Geist und Seele. Du hast die Möglichkeit, mit deinen Energiereserven zu haushalten und so alle Kraft, die dir zur Verfügung steht, bewusst einzusetzen. Denk immer dran, Achtsamkeit kann jederzeit und überall ausgeübt werden. Die Entscheidung dazu liegt ganz bei dir.

In einer Welt, wo Stress, Hetze und Schnelligkeit vorherrschend sind, ist die Achtsamkeit ein essenzieller Begleiter. Durch einen achtsamen Umgang mit uns selbst, unseren Mitmenschen und anderen Lebewesen sowie den natürlichen Ressourcen dieser Welt können wir Energien schöpfen, die wir in der heutigen Welt dringend brauchen. Ein bewusster Umgang unterstützt dich im Alltag und im Job und kann jederzeit praktiziert werden.

„Wahrnehmung ist ein psychophysiologischer Prozess. Sie entsteht nicht in den Sinnesorganen, sondern im Hirn.“[10]

Deine heutige Übung

Wähle dir für heute einen Moment der Achtsamkeit, der dir guttut.

Überlege einmal:

- Wann könnte dieser Moment sein?
- Wie könnte er aussehen?
- Womit könntest du ihn füllen?

Deine heutige Aufgabe ist es, dir diesen Moment bewusst zu suchen und ihn zu füllen. Gerade am Anfang bietet es sich an, sich einen Moment zu wählen, der gut einteilbar ist. Beispielsweise der Weg zur Arbeit oder der Kaffee am Morgen. Dein Frühstück oder das Zähneputzen. Such dir einen Moment aus, den du ab sofort bewusster ausüben wirst.

Kaffee am Morgen: Trinke deinen Kaffee, ohne Radio. Ohne Handy oder Nachrichten. Ohne ein Gespräch, sondern in Ruhe. Nimm währenddessen wahr, wie der Kaffee schmeckt, wie es sich in deinem Körper anfühlt, wie er riecht. Atme tief ein und aus. Lausche für einen Moment in deine Gedanken und in deinen Körper. Und wenn

10 Steigerwald, Friedbert (1997). Psychologie, Soziologie und Pädagogik

immer du merkst, diese Gedanken sind woanders, sage dir in deinen Gedanken: Ich trinke jetzt meinen Kaffee. Wiederhole diesen Satz, bis deine Gedanken wieder vollkommen konzentriert auf das Trinken ausgerichtet sind. Dies lässt sich auf alle anderen Tätigkeiten übertragen. Wenn du den Weg zur Arbeit gewählt hast, dann wähle gern einmal einen anderen Weg und nimm währenddessen ausschließlich die Gefühle, die Geräusche, die Düfte wahr. Bleib in dem Moment. Auch mit deinen Gedanken und spüre in dich hinein.

Diese Übung kannst du ab sofort täglich wiederholen. Gern auch in unterschiedlichen Momenten deines Alltags. Erinnere dich täglich daran und spüre in dich hinein, was und ob allein diese kleine Übung eine Auswirkung auf den restlichen Tag hat. Ich bin mir sicher, die gibt es.

TAG 2
Ich integriere mehr und mehr achtsame Momente in meinen Alltag

Wie du es schaffen kannst, Achtsamkeit in dein tägliches Leben zu integrieren, ist ganz einfach. Geh Schritt für Schritt vor. Wenn wir uns zu viel vornehmen, kommen wir leicht in diesen Druck, den wir eigentlich loswerden wollen. Ein achtsames Voranschreiten ist demnach eine ideale Voraussetzung für ein bewusstes Leben. Unser aller Alltag ist viel zu voll. Wir haben zu viele Termine, zu viel Stress. Zu wenig Zeit für uns selbst. Eine ganz alte Yogaweisheit besagt, dass wir täglich Yoga & Mediation brauchen. Es sei denn, wir haben keine Zeit (oder zu viel

Stress), dann brauchen wir länger und sollten uns einen längeren Moment Yoga & Stille nehmen. Dies kannst du direkt auf dich selbst übertragen.
Wie sieht dein Alltag aus? Voller Termine, viel im Außen, viel zu wenig Zeit für dich? Dann nimm sie dir. Und zwar ohne Ausreden. Denn weißt du was, du bist selbst dafür verantwortlich, sich um dich selbst zu sorgen und dir das zu geben, was du brauchst. Es wird niemand einfach um die Ecke kommen und es dir abnehmen. Du hast es also wieder einmal selbst in der Hand. Jetzt ist die Zeit für Self-Care und Self-Love, das bist du dir wert.

Wie schaffen wir es, Achtsamkeit auch in einen hektischen Alltag aus Job, Familie, Freizeit zu integrieren? Finden und geben wir uns den Raum, uns bewusst zu ernähren, zu bewegen, zu leben? Gerade wenn wir die täglichen Aufgaben des Alltags meistern müssen, fällt uns ein achtsamer Umgang mit uns selbst und unserer Umwelt oftmals schwer. Wie du es schaffen kannst, die Achtsamkeit auch in hektischen Phasen für uns zu nutzen, ist nicht so einfach, aber umso wichtiger. Heute daher die liebevolle Erinnerung an dich selbst: Auch wenn ich es mal nicht schaffe, das einzuhalten, was ich mir vorgenommen habe, ist das eben so. Ich brauche mich deswegen nicht schlecht zu fühlen. Ich starte einfach – sobald ich es merke – wieder voll durch. Das bin ich mir wert!
Denk immer dran. Jeder hat die Möglichkeit, Achtsamkeit in den eigenen Alltag einzubauen. Du brauchst dafür weder besonders viel Zeit noch viel Geld oder Equipment. Alles, was du brauchst, bist du selbst. Deinen Körper und deine Entscheidungskraft. Dein Durchhaltevermögen und dein Verständnis dir selbst gegenüber. Ändere nach und nach deine Routinen, in kleinen Schritten.

Was sind die Dinge, die sich täglich wiederholen. Mit welchen deiner Routinen bist du zufrieden, mit welchen nicht?

Nimm es mal ganz genau wahr. Untersuche deine Alltagsgewohnheiten und teile sie auf einer Skala von 1–10 ein. Mit welcher Gewohnheit lebst du ganz gut? Welche stört oder ärgert dich? Welche würdest du gern anders leben? Such dir nach und nach die Gewohnheiten aus, die dich am meisten unzufrieden stimmen, und ändere sie zum Positiven.

Probiere einen neuen Weg, atme tief durch, nimm den Moment bewusst wahr. Schau mal wieder aus Kinderaugen. Es lohnt sich. Und egal was es ist; egal, wie klein diese Änderung sein mag: Durch das bewusste Wahrnehmen wirst du deinen Alltag ganz neu betrachten können. Durch kleine Veränderungen schaltest du deinen Autopilot aus und kommst im Hier und Jetzt an.
Du wirst deine bisherigen Routinen ganz neu wahrnehmen. Und vielleicht sogar ein paar neue Vorlieben entdecken. Ohm.
Heute wollen wir gemeinsam atmen. Bewusst und tief ein- und ausatmen. Deine Atmung ist dein gesamtes Leben für dich da, wie ein guter Freund. Ganz automatisch strömt deine Atmung ein und aus. In meinen Augen ist allein das schon Grund genug, der Atmung ein wenig mehr Aufmerksamkeit zukommen zu lassen. Aber es gibt noch so viel mehr, was deine Atmung kann und wofür sie da ist. In dem Abschnitt Atmung hast du bereits ein paar grundlegende Dinge erfahren. Heute geht es in die Umsetzung.

Ein bewusstes und tiefes Ein- und Ausatmen kannst du jederzeit praktizieren. Es verleiht dir Ruhe und Stabilität. Probiere es gern täglich mehrmals aus. Stell dir einen Timer (alle 2 oder 3 Stunden) und atme 5–15 Atemzüge tief ein und vollständig aus. Spüre in deinen Körper und in deinen Geist.

Deine heutige Übung

Setze oder lege dich bequem hin und schließe deine Augen. Atme für 5–15 Atemzüge tief in den Bauch ein und vollständig wieder aus. Während du atmest, zähle in deinen Gedanken bis 4 oder 6 bei der Einatmung und bis 6 oder 8 bei der Ausatmung.

Denk dran, es sollte sich jederzeit gut anfühlen. Wenn dein eigener Atemzyklus langsamer oder schneller ist, dann zähle bis zu deiner individuellen Zahl und verlängere nach und nach deine Atmung. Lass deine Atmung ruhig und sanft ein- und ausströmen.

Durch diese Technik beruhigst du dein inneres System. Du lernst, dich zu fokussieren, und beruhigst deine eigenen Gedanken.

Spüre in dich hinein und wiederhole diese Übung, wann immer du daran denkst.

TAG 3
Ich weiß, wie ich mit Stolpersteinen umgehen werde

Herausforderungen und Stolpersteine werden kommen. Das steht fest. Wir nehmen uns etwas vor, sind Feuer und Flamme; möchten unser Leben umstellen und gesünder, bewusster, achtsamer leben. Ein paar Tage funktioniert das meistens gut, doch dann kommen uns das eigene Leben, die Schnelligkeit des Alltags dazwischen.
Wir alle kennen das. Die Frage ist nur, wie du es schaffst, diese Stolpersteine langfristig zu umschiffen, sodass du Achtsamkeit nachhaltig und langfristig in deinen Alltag integrieren kannst.

Deine heutige Aufgabe

Prüfe einmal deine eigene Herangehensweise bei Schwierigkeiten.
Bist du der Mensch, der, wenn es zu viel wird, den Kopf einzieht. Oder eher der, der sich dann noch kräftiger durchboxt. Es gibt auch Menschen, die bei einem Gefühl von „mir ist gerade alles zu viel“ lieber etwas ganz Neues anfangen. Wie gehst du grundsätzlich mit Schwierigkeiten um? Springst du ab auf die Couch und lässt es mit der Achtsamkeit lieber gleich. Oder willst du auf Biegen und Brechen alles perfekt durchorganisiert achtsam halten, so dass du noch mehr Druck hast als vorher. Oder hüpfst du schnell zu einer anderen Lebensweise, die auf den ersten Blick viel leichter in deinen Alltag passen wird, bis du merkst, dass es eigentlich genau dasselbe ist. Horche mal in dich hinein. Wie gehst du damit um?

Denn eines ist sicher, Stolpersteine werden kommen. Bei dem einen früher, bei dem andere später. So oder so werden sie auftauchen. Auch bei dir. Meist in Momenten, wo du kurz vorher dachtest, hui bin ich gut. Es läuft gut und fühlt sich gut an, mit der Achtsamkeit und mir. Und schwupps, passiert etwas im Alltag, das dich aus der Bahn wirft und du möchtest direkt in alte Verhaltensmuster zurückfallen. Wie also wirst du damit umgehen?

Deine heutige Aufgabe lautet: Mach dir einen Plan. Mach dir einen genauen Plan, den du umsetzen kannst, wenn Stolpersteine auftauchen werden. Wie genau kannst du diese Steine überqueren? Vielleicht ein paar Tage (keine Monate!) pausieren? Vielleicht ganz bewusst wieder nur 1 oder 2 Dinge achtsam leben. Vielleicht gönnst du dir deine liebste Achtsamkeitsübung? Schreib es dir einmal auf und mache dir einen Plan. Ähnlich, wie ein Brief an dein eigenes Ich, welches gerade den Kopf in den Sand stecken will. Was kannst du deinem Ich mitteilen? Wie kannst du es animieren, dranzubleiben? Stecke diesen Plan/Brief an einen sicheren Ort und hole ihn heraus, wenn du ihn brauchst. Wenn deine Stolpersteine aufgetaucht sind.

Der Weg ist das Ziel.

Konfuzius

TAG 4
Ich kommuniziere achtsam mit meinen Mitmenschen

Hörst du eigentlich richtig zu? Jederzeit und überall? Bei jedem Menschen? Oder sind deine Gedanken immer einen Schritt weiter. Denkst du dir deinen Teil, während dein Gegenüber spricht, bist in den Gedanken schon bei der Antwort oder vollkommen abgelenkt? Sind deine eigenen Worte weise gewählt oder plapperst du einfach so drauflos? Achtsame Kommunikation ist ein wesentlicher Bestandteil eines achtsamen Lebens. Denn wenn wir unser Zuhören und unser Sprechen nicht im Hier und Jetzt ausüben, dann sind wir während unzähliger Gespräche nicht wirklich zu 100 % anwesend.

Eine Grundvoraussetzung für eine achtsame Kommunikation ist die Hinterfragung der eigenen Werte. Einander nicht anzulügen beispielsweise. Oder auch, sich selbst nicht anzulügen. Hast du das einmal hinterfragt? Wie oft du am Tage klitzekleine Lügen über deine Lippen kommen lässt? Die wohl bekannteste und häufigste Lüge in unser aller Alltag ist die Antwort auf die Frage: „Wie geht es dir?" Was antwortest du in den allermeisten Fällen? „Gut", oder? Und geht es dir immer gut? Ich bin mir fast 100 % sicher, dass es nicht so ist. Warum aber ist das so? Oftmals liegt es sicher daran, dass die Frage nur oberflächlich gemeint ist und entsprechend eine oberflächliche Antwort bekommt. Aber manchmal ist die Frage sicher ernst gemeint und hätte eine ehrliche Rückmeldung verdient! Wenn du einmal ganz tief in dich hineinlauschst, fallen dir dann noch mehr Lügen in deinem Alltag auf bzw. ein? Notlügen oder auch unbewusste – richtige Lügen? Thich Nhat Hanh sieht das Nicht-Lügen als eine Tugend, die wir in einer achtsamen

Kommunikation pflegen sollten. Auch im Yoga Sutra gibt es auf das Nicht-Lügen bereits Hinweise. Du siehst also, dieses Thema ist seit langem bekannt und sollte eindeutig mehr Aufmerksamkeit erhalten. Nicht nur das, ein unnötiges Geplapper zieht uns auch die Energie, die wir für andere Dinge gut brauchen könnten. Ebenso wie das Hören von Plapperei.

Manchmal, wenn es bewusst ausgeübt wird, kann es sicherlich Spaß machen, ein wenig zu plappern. Aber grundsätzlich passt es nicht zu einem achtsamen Leben. Hast du dich mal hinterfragt? Wie häufig bist du nach einem Gespräch erschöpft?

Und vor allem, warum ist das so?

Wäre das auch so, wenn während des Gesprächs liebevolle Worte gewählt würden und deine Gedanken nur bei dem Gespräch wären? Du vollkommen im Gespräch integriert wärest? Ein Gespräch mit freundlichen Worten und liebevollen Gedanken zu mir selbst und meinem Gegenüber ist häufig nicht so kräftezehrend wie Gespräche, in denen mein Geist unruhig ist und ich zudem noch Unwahrheiten ausspreche, höre oder fühle. In dem Wissen, dass Worte Kraft haben und sowohl Glück als auch Leid hervorrufen können, ist eine achtsame Kommunikation noch viel wichtiger als angenommen. Worte können Gefühle auslösen, in mir und bei meinem Gesprächspartner. Wenn ich behutsam und vor allem weise meine Worte auswähle, kann ich bewusst steuern, was das Gespräch auslöst. Bei mir und bei meinem Gegenüber. Schön wäre es, wenn wir uns bewusst dazu entscheiden, niemandem Leid zufügen zu wollen. Weder mit Worten noch mit Taten. Aber dazu an einem anderen Tag mehr. Bei einem achtsamen Sprechen und Zuhören geht es also in erster Linie darum, Worte bewusst zu wählen und auch um ein bewusstes Zuhören. Auf der anderen Seite aber auch darum, klar in dem Wissen zu sein, was meine Worte bei mir und meinem Gesprächspartner auslösen können.

Deine heutige Übung

Liebevolles Sprechen und Zuhören. Achtsames Zuhören, ohne in den Gedanken schon Tipps und Tricks parat zu haben oder komplett woanders zu sein.
Überlege dir VOR deinen Sätzen einmal, ob sie wirklich wichtig sind. So wichtig, dass sie gesagt werden müssen. Überlege dir VOR dem Sprechen einmal, ob das, was du sagen wirst, auch der Wahrheit entspricht.
Und, das Wichtigste: Höre beim Zuhören einfach zu. Ähnlich dem Prinzip: Sender und Empfänger. Wenn du empfängst, brauchst du nichts anderes tun. Nur empfangen. Nur zuhören. Nicht mehr und nicht weniger. Während du sprichst, überprüfe die Absicht deiner Worte. Sind sie liebevoll? Sind sie notwendig oder – wenn nicht – kannst du sie nicht einfach weglassen? Probiere es einmal aus. Zu Beginn in einem kurzen Gespräch, vielleicht sogar mit der Ankündigung an dein Gegenüber. Dann, Schritt für Schritt in immer mehr Gesprächen. Achte bewusst darauf, ob es eine Auswirkung auf deine Emotionen, deine Energie hat. Achte einmal bewusst darauf, ob es eine Auswirkung auf die Qualität deiner Gespräche hat. Und denk immer dran, alles, was du sagst, hat eine Wirkung. Deine Worte, deine Stimme, dein Ausdruck, die Mimik und Gestik dazu. Alles hat eine Wirkung auf ein Gegenüber. Auch hier gilt: Die Entscheidung, wie du kommunizieren willst, liegt allein bei dir. Vielleicht stellst du dir in deinen Gedanken vor, wie du durch liebevolle Worte und achtsames Zuhören deine Beziehungen zu Mitmenschen positiv beeinflusst. Vielleicht kannst du sogar

wahrnehmen, wie sich diese liebevolle Art auf dich selbst und deine Gedanken dir selbst gegenüber überträgt. Achtsames Zuhören bedeutet übrigens nicht, keine Tipps mehr parat zu haben. Du kennst es sicher, jemand erzählt dir was und du überlegst in deinen Gedanken bereits, wie derjenige es anders, besser machen könnte. Was demjenigen hilft, damit es ihm/ihr endlich gut geht. Ein achtsames Zuhören unterbindet dieses Weiterdenken während des Redens. Sollte dein Gegenüber Interesse an Ratschlägen haben, so kann es derjenige direkt einfordern oder du kannst es anbieten. Ungefragt Ratschläge zu geben tut allerdings niemandem gut. Meist bist du selbst hinterher frustriert, weil dein Gesprächspartner die ungebetenen Ratschläge nicht anwendet. Und derjenige, der einfach nur Frust loslassen wollte und keine Ratschläge erbeten hat, fühlt sich auch nicht gut.

Allgemeine Ratschläge zu einer bewussten Kommunikation:
Fasse nach der Unterhaltung das Gespräch noch einmal in deinen Worten zusammen, so kannst du Missverständnisse umgehen.
Wähle liebevolle Worte.
Höre bewusst zu. (Wenn du merkst, deine Gedanken hüpfen im Gespräch herum, denke: „ich empfange" und lausche wieder den Worten des Gesprächspartners.)
Gib keine ungefragten Ratschläge. Frage zuerst, ob diese gewünscht sind.
Lass dir Zeit. Beim Sprechen und beim Zuhören. Achte so auf deine automatisch ablaufenden Reaktionen. Atme einmal tief ein und vollständig aus. Du musst nicht innerhalb von Sekunden auf das Gehörte reagieren. Mach dir erst bewusst, was du antworten willst.

TAG 5
Ich bewege mich in meinem eigenen Tempo

Wie viel Zeit nimmst du dir für dein eigenes Tempo? Wie bewegst du dich im Alltag? Ist dir einmal aufgefallen, dass wir uns viel zu oft abhetzen. Von Termin zu Termin, von Verabredung zu Verabredung. Wir eilen von hier nach da und nehmen uns vor lauter schnell, schnell nicht die Zeit, wahrzunehmen, was uns wirklich guttut. Bewegungen im eigenen Tempo, losgelöst von anderen und vor allem losgelöst von Zeitdruck können dich dazu bringen, viel mehr Energie zu haben. Letztendlich geht es bei allen Bewegungen darum, sich gut zu fühlen. Währenddessen und vor allem hinterher. Sich nicht erschöpft zu fühlen und sich nicht die Energie ziehen zu lassen. Sich kräftig zu fühlen und das eigene Tempo wahrzunehmen. Das darf mal schnell sein, mal langsam. Mal in Zeitlupentempo und mal richtig zackig.
Je, nachdem, wie es dir im Hier und Jetzt geht.
Nehmen wir einmal an, du bist erschöpft von der Arbeit. Du hattest einen langen Tag und viel zu tun. Dein Geist sehnt sich nach Ruhe und dein Körper auch. Warum gönnst du dir dann nicht die entsprechende RUHE? Warum gehst du nicht ganz gemächlich nach diesem Tag heim. Ganz in RUHE? Wäre es nicht wunderbar, wenn du, während du dich langsam wie eine Schnecke bewegen würdest, nach kurzer Zeit spürtest, wie ebendiese Ruhe dir gutgetan hat? Ich sage dir, das geht. Wenn du Ruhe brauchst, wähle ruhige Bewegungen (Slow Motion). Wenn du mehr Kraft brauchst, wähle kräftigendere Bewegungen (aufstampfen oder mal ganz bewusst die Muskeln anspannen ...). Es ist ein wenig wie ein Buffet. Du suchst dir exakt das aus, was du brauchst. Und das wird nicht sein, jeden Tag joggen zu gehen. Wir sind nicht dazu

ausgelegt, jeden Tag dieselben Bewegungen zu brauchen. Wenn wir laufen gehen und es tut uns gut – Wunderbar. Wenn wir aber zu erschöpft sind, laufen zu gehen, kann es wohltuend sein zuerst langsame Bewegungen zu praktizieren und dann – sobald die genügend Energie da ist zum Laufen – loszulaufen. Wie eine Art Tankstelle kannst du deine Energie aufladen. Aber auch entladen. Manchmal ist einfach weniger mehr und manchmal genau andersrum. Wichtig ist es zu erkennen, was du wirklich brauchst. Und dir genau das selbst zu geben. Um im Endeffekt gar nicht mehr in diese elendige Erschöpfungsfalle hineinzutappen. Probiere es einmal aus.

Deine heutige Aufgabe

Nimm wahr. Wie fühlst du dich. Voller Energie oder eher entladen und kraftlos. Was genau brauchst du? Ist es eher eine Art Slow Motion Bewegung oder ein schneller Sprint. Was bringt dir heute Energie? Spüre und handle. Nimm dir 15 Minuten Zeit und geh an die frische Luft. Stell dich hin, atme und bewege dich in den 15 Minuten in deinem eigenen Tempo. Vielleicht mit Blick in die Natur. Vielleicht mit einem schönen Song auf den Ohren. Deine Bewegung, dein Tempo!

Spüre bei der Bewegung in deinen Körper. Ist es wohltuend? Oder zu schnell oder zu langsam? Nimm es ganz bewusst wahr. Hole dir nur durch bewusstes Gehen/Laufen die Energie, die du brauchst.

TAG 6
Meine Ernährung passt zu mir

Unsere Gesundheit ist so wichtig. Es ist so wichtig, sich gut zu ernähren. Den Körper zu nähren mit all den Vitaminen und Nährstoffen, die er braucht. Es geht nicht darum, ausschließlich Salat und Grünzeug zu essen. Es geht vielmehr darum, sich so zu nähren, dass es guttut. Dass du Kraft und Energie hast, dich fit und wohlfühlst. Viel zu oft ist in der heutigen Zeit in der Gesellschaft das Bild vorherrschend: Wir müssen alle dünn sein. Und hübsch noch dazu. Gelenkig und voller Muskeln. Und das erreichen wir nur, wenn wir von morgens bis abends Gemüse essen und das ohne Sauce oder Dressing. Doch leider, oder eben nicht leider, sind wir alle unterschiedlich. Wir alle brauchen unterschiedliche Dinge. Während der einen von einem Salat satt wird, braucht ein anderer vielleicht ein Stück Fleisch. Es gibt sicher Menschen, denen reichen 2 Mahlzeiten am Tag, andere wiederum brauchen 3–4 Mahlzeiten. Und weißt du was? Das ist ok. Das Wichtige ist, du solltest erkennen, was dein Körper braucht. Es bringt so rein gar nichts, sich von Lebensmitteln zu ernähren, die dich nicht sättigen. Auch nur Dinge zu verspeisen, die dich nicht zufriedenstellen, ist nicht wirklich sinnvoll. Denn wenn du nur Sachen zu dir nimmst, von denen du weißt, dass die Werbeindustrie sie als gesund verkauft; du dich aber nicht zufrieden danach fühlst, wirst du dich immer im Mangel fühlen. Dieser Mangel lässt dich im Nachhinein noch mehr essen. Und du fühlst dich schlapp. Ziel sollte es sein, dich von der Nahrung zu nähren und zu kräftigen. Sie so zu nutzen, dass sie ihren Zweck erfüllt.

Wusstest du, dass Lebensmittel eine Auswirkung haben? Auf dein inneres System. Auf deine Emotionen. Auf deinen gesamten Alltag.
Gurke zum Beispiel wirkt kühlend. Chili bringt dir Hitze und Feuer. Hochwertige Fette unterstützen dich dabei, von innen deine Gelenke zu schmieren. So oder ähnlich hat jedes Lebensmittel eine Auswirkung auf dich. Da dies jedoch kein Ernährungsratgeber ist, schick ich dir hier erstmal ein paar allgemeinere, aber ebenso wertvolle Tipps rund um die Nahrung.

- In Hetze zu essen tut niemandem gut.

- Eine achtsame Essensaufnahme sorgt dafür, dass du während der Mahlzeit eher spüren kannst, wenn du satt bist.

- Eine Mahlzeit ist eine Mahlzeit. Hier sollte nichts anderes stattfinden. Du liest ja auch kein Buch, während du fernsiehst, oder?

- Warme Mahlzeiten nähren dich von innen. Sie wärmen dich und umsorgen dich wohltuend.

- Regelmäßigkeit in der Nahrungsaufnahme tut allen gut. Dein Körper kann sich so darauf fokussieren, was du tust, und ist nicht damit beschäftigt, sich zu sorgen, wann die nächste Mahlzeit kommt.

- Wir haben viel zu oft verlernt, auf unseren Bauch zu hören. Der Körper spürt eigentlich, was ihm guttut. Wir müssen nur hinhören.

- Die Menge an Nahrung, die in eine Schale deiner beiden Hände passt, ist ausreichend, um dich zu sättigen.

- Iss auf, sonst gibt es schlechtes Wetter – stimmt so nicht

Es geht im Grunde genommen darum, sich so zu ernähren, dass wir satt und glücklich sind. Achtsames und bewusstes Essen hilft uns dabei. Es gibt daher keine strengen Regeln oder Verbote (die tragen übrigens ihr Übriges dazu bei, dass wir noch mehr Heißhunger haben). Es geht eher darum, so intuitiv zu Nahrung zu greifen, die dich strahlen lässt.

Iss also nur, wenn du Hunger verspürst. Integriere in deine Mahlzeit – wann immer möglich – die Geschmäcker süß, salzig, bitter, scharf, zusammenziehend und sauer. Und nimm diese ganz bewusst wahr. Lass deine Augen an dem Überangebot der jederzeit verfügbaren Nahrungsmittel vorbeiziehen und sei dir darüber im Klaren. Wenn du satt bist, bist du satt. Du hast jederzeit die Erlaubnis, wieder zu essen und daher keine Notwendigkeit, dich zu überessen. By the way: Emotionales Essen macht langfristig nicht glücklich! Und verabschiede dich davon, Lebensmittel als gesund, gut oder eben schlecht einzustufen. Wähle lieber Worte wie sättigend oder wärmend oder nicht sättigend und nicht wohltuend. Achte darauf, wie du dich vor, während und nach den Mahlzeiten fühlst.
Hungrig, satt? Voller Energie oder schlapp? Wie geht es dir? Und wie möchtest du, dass es dir geht? Triff auch – oder gerade bei – der Nahrungsmittelauswahl eine bewusste Entscheidung. Es tut einfach gut.

Laut Ayurveda: Stimmt die Nahrung nicht, hilft auch kein Arzt. Stimmt die Nahrung, braucht es keinen Arzt.

Zu Beginn ist es eine reine Übungssache. Nach und nach einfach nur wohltuend, sich in der Nahrungsmittelauswahl nicht unter Druck zu setzen und trotzdem zu gesunden (aber individuellen) Lebensmitteln zu greifen.

Deine heutige Übung

Achte zu den Zeitpunkten deiner Nahrungsaufnahme auf dein Hungergefühl. Hast du wirklich Hunger? Iss langsam und bewusst. Nutze wertvolle Gewürze, um die Geschmäcker zu integrieren. Rieche, schmecke, fühle. Wie wohltuend ist dein Essen? Nutze ruhige Momente, um bewusst wahrzunehmen, was dein Körper dir erzählen will. Kau in Ruhe, bereite die Mahlzeit, wann immer möglich, frisch zu und iss warm. In angenehmer Gesellschaft oder ohne Gespräch. Und höre auf deinen Körper. Überfülle deinen Körper nicht. Lass ein wenig Platz im Magen-Darm-Bereich zum Verdauen (2/3 gefüllt, angenehm satt).

10 Grundregeln der achtsamen Ernährung

- Iss nur, wenn du Hunger verspürst.
- Iss nur, was dein Körper auch verdauen kann.
- Warme und gekochte Speisen sind leichter verdaulich.
- Trinke kurz vor und kurz nach der Mahlzeit nichts.
- Regionale und saisonale Zutaten sind gut für deinen Körper, auch die Atmosphäre in dem Raum ist wichtig.
- Achte auf ausgewogene Geschmäcker (süß, sauer, salzig, scharf, bitter, herb).
- Feste Zeiten tun deinem Körper gut.
- Achte auf eine Individualität bei der Nahrung (nicht alles, was anderen guttut, tut auch dir gut).
- Achte auf die richtige Nahrungsmittelkombination.
- Milch ist leichter verträglich mit Gewürzen (Kardamom, Muskat oder Zimt bieten sich hier an).
- Früchte sind am leichtesten verträglich, wenn sie alleine oder gekocht verspeist werden.

Wohlfühl-Porridge

Zutaten:
1–2 EL Ghee
2 EL Dinkel oder Haferflocken
Ca. 150 ml Milch oder Wasser/Milch Gemisch
1 Prise Zimt
½ TL Kardamom
1 TL Kokosflocken

So funktioniert es:
Ghee in einem Topf erhitzen, Zimt und Kardamom kurz mit anrösten, dann die Flocken ebenfalls kurz mit anrösten und mit Milch/Wasser ablöschen. Köcheln lassen, bis sich ein Porridge bindet. Schmeckt super mit Fruchtkompott oder auch mal mit getrockneten Früchten (Datteln/Mangos oder Ähnlichem).
Nach Bedarf 1 TL Rohrohrzucker/Kokosblütenzucker hinzugeben.
Dazu kannst du gut ein warmes Obstkompott machen.

Warmes Obstkompott

Zutaten:
1 TL Ghee
1 Apfel (in kleine Scheiben oder Würfel geschnitten)
½ TL Zimt
1 kleines Stück Ingwer
1 Prise Kurkuma
½ TL Kardamom (oder 2 Kardamomkapseln gehörst)
1 TL Rohrohrzucker oder Kokosblütenzucker

So funktioniert es:
Ghee oder Öl deiner Wahl in einem Topf erhitzen.
Gewürze hinzugeben, kurz mit anrösten.
Dann das Obst hinzugeben und mit ca. 2–3 EL Wasser ablöschen. Das Ganze ca. 10 Minuten köcheln lassen, bis die Früchte weich werden und eine Art Suppe neben den Früchten entsteht.
Dann noch die Süße hinzugeben und evtl. vor dem Verzehr noch Kokosraspeln darauf verstreuen (je nach Obst und Geschmack).

Indischer Gewürzreis

Zutaten:
100 Gram Basmatireis
½ Stück Zwiebel
3 Stück Karotten
1 Handvoll getrocknete Mangos (Alternativ Granatapfelkerne) 1 Handvoll gemischte Nüsse
Alternativ: Studentenfutter gemischt! 1 Msp Kardamom
3–4 Stück Nelken
1 Prise Kreuzkümmel
1 TL Steinsalz
½ TL Zimt
1 Prise Pfeffer
1–2 EL Ghee (Öl deiner Wahl)

So funktioniert es:
Zerkleinere die Zwiebel sowie die Karotten, Nüsse und die Mangos (getrennt voneinander.) Ich zerkleinere alles in einem Hochleistungsmixer, so sind auch die Karotten schön klein. Gib etwas Ghee in einen Topf und füge die Gewürze hinzu, röste dann die Zwiebel darin an, füge die Karotten und den Reis hinzu und lösche mit ca. der doppelten Menge Wasser ab. Lass den Gewürzreis ca. 15 Minuten köcheln.
Gib etwas Ghee in eine Pfanne und röste die Nuss/Mango-Mischung/Studentenfuttermischung darin kurz an.
Richte dann den Gewürztes auf einem Teller an und gib die Nuss/Mango-Mischung oben auf, warm verspeisen. Riecht nicht nur toll, schmeckt auch so.

Energy Balls

Energy Balls sind eine wirklich leckere Alternative zu Schokolade und Co. Die wertvollen Zutaten versorgen den Körper mit wichtigen Vitaminen und Nährstoffen. Die kleinen Kraftpakete lassen sich einfach selber zubereiten. Das Tolle daran ist, dass sich die Zutaten auch einfach austauschen lassen. So hast du jederzeit einen leckeren Snack zuhause oder ein Mitbringsel zur Hand. Du kannst mit den Zutaten wunderbar experimentieren. Je nach Beschaffenheit der Zutaten kann das Verhältnis angepasst werden.

Basiszutaten:
ca. 200 Gramm getrocknete Früchte (Aprikosen, Datteln, Mangos, Cranberrys …)
ca. 100 Gramm Nüsse (Mandeln, Walnüsse, Haselnüsse …)
optional noch dazu dunklen Kakao, Kokosraspeln, Matcha oder auch Haferflocken und ein paar leckere Gewürze.

Die Zubereitung ist ganz einfach. Alles zerkleinern, bis es die gewünschte Konsistenz erreicht hat, und mixen. Wenn du es lieber knackig magst, nimm mehr Nüsse. Solltest du es aber lieber ein wenig cremig mögen, dann wähle mehr von den anderen Zutaten. Nach dem Rollen kannst du sie in einer luftdichten Dose oder einem Schraubglas im Kühlschrank aufbewahren. So sind sie zwei bis drei Wochen haltbar.

Energy Balls Beispielzutaten:
150 Gramm Datteln
20 Gramm Cashewkerne
40 Gramm Mandeln
¼ TL Kardamom
¼ TL Zimt
1 TL Ghee/Kokosöl
Kokosflocken oder dunklen Kakao zum Bestreuen

So funktioniert es:
Die Nüsse/Mandeln in einem Hochleistungsmixer zerkleinern.
Dann die Datteln zufügen und mit zerkleinern. Nach und nach!
Anschließend die Gewürze hinzugeben und das Ghee oder Kokosöl zufügen, nach Bedarf ein wenig warmes Wasser hinzugeben.
Die Masse zu kleinen Bällchen formen und nach Geschmack in Kokosflocken oder dunklem Kakao wälzen.

Wohlfühltee

Zutaten:
½ Stück Granatapfel
1 Prise Zimt
¼ TL gemahlenen Ingwer

So funktioniert es:
Bereite dir eine Kanne Tee vor. Spüle sie heiß aus.
Füge danach die Granatapfelkerne und das Ingwer-Pulver hinzu, gieß mit heißem Wasser auf und würze dann mit einer Prise Zimt. Alternativ kannst du auch Granatapfelsirup nehmen oder frischen Ingwer.
Wirkung
Dieser Tee tut gut bei allgemeinen Erschöpfungszuständen und wirkt wohltuend und ausgleichend.

Goldene Milch

Zutaten:
1 Glas Milch (deiner Wahl)
1 TL Kokosöl
½ TL Zimt
1 TL Honig
1 Prise Pfeffer
Nach Geschmack 1 Stück Ingwer
Kurkumapaste[11]

So funktioniert es:
Fülle ein Glas Milch deiner Wahl (ich nehme Kuhmilch oder Mandelmilch) in einen Topf, das Kokosöl, Zimt, Kurkumapaste und Pfeffer mit dazu und nach Geschmack einen TL Rohrohrzucker, das Ganze kurz aufkochen lassen und vor dem Verzehr mit Honig verfeinern. (Wenn du schon Rohrohrzucker genommen hast, kann der Honig auch wegbleiben.)

Was auch dazu passt, ist ein paar Safranfäden mit zuzugeben oder 1 TL Ghee.

---

11 Kurkumapaste selber herstellen:
2–3 EL Kurkuma (gemahlen) in einem Topf mit wenig Wasser während des Erhitzens zu einer Paste verrühren (Achtung, geht schnell!)
In einem Glas mit Deckel im Kühlschrank aufbewahren.

TAG 7
Ich umsorge mich selbst

Wie gut würde es dir gehen, wenn du dir jeden Tag etwas Zeit für dich nimmst und dies ganz leicht und selbstverständlich in dein Leben passt? Kennst du dieses Phänomen? Eigentlich weißt du ganz genau, was dir guttut. Eigentlich kennst du die Tools, die dir Kraft geben, und du weißt auch, was du tun musst, damit es dir besser geht. Selbstverständlich weißt du, dass Stress dauerhaft schädlich ist und dass du auf dich achtgeben solltest, damit du deinen Alltag gut wuppen kannst. Du weißt, dass Selbstfürsorge wichtig ist, und du bist dir vollkommen im Klaren darüber, dass es sich gut anfühlt, wenn du dir mal Zeit für dich selbst nimmst. Und trotzdem. Trotzdem vergisst du es im Alltag. In der Schnelligkeit des Jobs, der Hektik der Freizeit und dem eigenen Müßiggang des After Work Flows, genau dann, wenn du denn könntest, kannst du dich nicht dazu aufraffen dich um dich selbst zu kümmern. Und das, OBWOHL du weißt, dass du es bitter nötig hast. Und glaub mir. Du bist damit nicht allein. Selbst ausgewachsene Voll-Achtsamkeitsprofis tappen wieder und wieder in diese Falle. Alle. Mal mehr und mal weniger oft. Denn wenn wir es schaffen, diese Phasen der angenehmen und wohltuenden Selbstfürsorge Erlebnisse auszudehnen, dann sind wir im Flow. In dem Fall kann dich nichts so leicht aus der Bahn werfen. So umsorgst du dich immer genau dann, wenn du es brauchst, und hast so genug Kraft in Phasen, die dich fordern. Und ja, diese fordernden Phasen kennen wir ebenfalls alle. Es ist nur die Frage, wie du damit umgehst. Lässt du dich aus der Bahn werfen oder kümmerst du dich in allen Lebenslagen so ausreichend um dich selbst, dass du genug Standfestigkeit

hast, um gestärkt aus dieser Phase rauszuschreiten? Das ist hier die Frage.
Wenn wir das einmal genauer durchleuchten, merkst du schnell, dass du unzählige Möglichkeiten hast, dich im Alltagstrott um dich selbst zu kümmern.

- Mit einer intuitiven, achtsamen und vollwertigen Ernährung.

- Mit einer Bewegung, die mal sanft und ruhig ist, mal dynamisch und kräftigend oder mal entspannend und dehnend, je nachdem was dein Körper braucht.

- Mit einer achtsamen Lebensweise, einer bewussten Atmung und Zeit für Stille, um wahrnehmen zu können, wie es um dich bestellt ist.

Aber auch kleine Momente während des Tages oder am Abend, eine erholsame Nachtruhe und ein bewusster Augenblick zwischendurch können ein Akt der Selbstfürsorge sein.

Hier ein paar Ideen für dich:

- Trink in Ruhe ein Glas Tee.

- Massiere dir am Abend die Füße mit einem gut riechenden Öl.

- Atme ein paar Atemzüge tief ein und aus.

- Lies ein gutes Buch.

- Nutze einen Moment, um einfach nur zu SEIN.

- Werde kreativ, stricken, nähen, häkeln oder eine Vision entwickeln, ein Board erstellen, ein DYI Projekt starten oder die Wohnung umräumen. Alles ist erlaubt, was Freude bereitet.

- Mit einem lieben Menschen sprechen.

- Quality Time mit der Familie verbringen.

Eigentlich kannst du jegliche Momente mit Self Care verbinden. Wichtig aber ist, dass der Impuls dazu aus deinem Inneren entsteht. Viel zu oft gibt es andernfalls die Situation, dass wir uns hinreißen lassen, Dinge zu tun, von denen wir *denken*, sie tun uns gut, und gar nicht wahrnehmen, was sie eigentlich in uns auslösen. Mein Tipp daher: Höre in dich hinein und entscheide aus deinem eigenen Impuls heraus.
P. S.: Es tut auch mal gut, Self Care nur mit sich selbst stattfinden zu lassen. Nicht immer ist es notwendig, andere Personen einzubeziehen. Eine Runde Yin Yoga oder Restorative Yoga, eine Kopfmassage oder sich die Nägel schön lackieren. Egal, was es ist. Viele Care-Momente können definitiv gut allein praktiziert werden.

Deine heutige Übung

Nutze einen Moment nur für dich!
Nicht für dein Handy, nicht für die Kids, nicht für deine Freundin oder den Fernseher. Nur für dich. Setze dich hin, spüre in dich hinein. Was brauchst du jetzt gerade? Ist es Ruhe, ist es Kraft, ist es Entspannung oder Bewegung?

Ist es ein Umsorgen oder ein Liebhaben. Lausche, spüre und handle danach. Nutze einen Moment nur für dich. Ab jetzt täglich. Denn weißt du was, wenn du täglich einen kurzen Moment nutzt, um dich selbst zu umsorgen, verhinderst du es, dich ausgebrannt zu fühlen. Du sorgst so dafür, dass deine Reservekanister voll mit Energie sind und du dich rundum gut fühlst. Und wenn mal nicht, spätestens dann sorgt dein voller Reservekanister mit neuer Self Care Energie dafür, dass es dir ganz schnell besser geht. Wenn du lieber einmal im Jahr ein Self Care Wochenende verreist, hört sich das im ersten Moment auch toll an. Aber wenn dann das gute Gefühl dazu im Laufe der Wochen oder Monate (meist sind es ja sogar nur ein paar Tage) verschwindet; dann musst du 1 ganzes Jahr warten, bis du diese Kanister wieder auffüllst. Und glaub mir, das ist viel zu lange. Sorge daher lieber täglich und kurz für dich selbst als monatlich oder jährlich und lang. Nachhaltiger ist Variante 1.

TAG 8
Mein Leben ist geprägt durch Mitgefühl und Verständnis

Du weißt, worauf ich hinauswill, oder? Sich selbst gegenüber sind wir streng. Und gemein und lieblos. Anderen gegenüber haben wir Verständnis und Mitgefühl.
Wenn einer Freundin/einem Freund ein Missgeschick passiert, sei es beim Job oder in der Freizeit, wirst du sie oder ihn vermutlich aufbauen. Freundliche Worte finden und ihr/ihm das Gefühl geben, dass es jedem passieren

kann. Stell dir doch mal vor, dir selbst gegenüber wärst du genauso mitfühlend. So verständnisvoll und aufbauend.

Yoga Sutra I-33:

Der Geist wird geklärt durch Kultivierung von Freundlichkeit, Empathie, Zufriedenheit sowie Gleichgültigkeit gegenüber Freude, Leid, Erfolg und Misserfolg.

Hier eine kleine Kostprobe

- „Nie machst du etwas richtig."
- „Aus dir wird nie etwas werden."
- „Wie konnte das nur passieren?"

Hast du auch schon mal so mit dir selbst gesprochen? In Gedanken oder sogar laut? Oh weh. Dann lass das bitte. Bitte werde dir bewusst, wie wertvoll du bist. Du bist ein Geschenk für diese Welt. Mit all deinen Facetten. Mit all deinen leuchtenden Farben. Mit all deinen Ecken und Kanten und all deinem Sein. Du bist wertvoll und du verdienst Verständnis und Mitgefühl. Allen voran von dir selbst.

Oft liegt das Problem in der Vergangenheit. Wir haben alle gelernt, dass wir nicht gut genug sind. Denn wenn wir in der Schule in einem Fach nicht gut sind, müssen wir besser werden. Mit Rotstift gekennzeichnet unsere Makel nicht übersehbar. Ein Gefühl von „ich bin nicht gut genug" als ständiger Begleiter. Was aber wäre, wenn wir es schaffen, uns so anzunehmen, wie wir eben sind. Und wenn die Annahme die Schwierigkeit darstellt, was

wäre, wenn wir uns entsprechend viel Verständnis entgegenbringen würden.
So mitfühlend mit uns selbst umzugehen, als wären wir unser bester Freund/Freundin. Und wenn du es genau nimmst, bist du das nicht auch? Du bist immer für dich da. Wie deine Atmung. Tagein, tagaus. Jede Sekunde deines Lebens. Daher ist es so wichtig, dass du dich selbst so sehr wertschätzt, dass du dir Verständnis entgegenbringst. Und sogar noch viel mehr als das. Verständnis, Mitgefühl und Fürsorge. Und eine große Portion Freundschaft. Deinem Körper gegenüber und deinem Geist. Denn du bist einzigartig und wertvoll. So viel mehr als genug. So viel mehr, als dass du dich selbst so fertig machen solltest.

Mit deinen liebsten Menschen gehst du doch auch liebevoll um, oder etwa nicht?
Wenn dir also etwas widerfährt, für das du dich selbst runterputzen willst, frag dich einmal in deinen Gedanken: Wie würde ich reagieren, wenn genau das meiner lieben/meinem lieben Freundin/Freund … passiert wäre? Was würde ich sagen, welche Worte würde ich wählen? Wie würde ich dabei schauen und würde ich denjenigen vielleicht sogar in den Arm nehmen? Ihm helfen und ihn unterstützen? Dann tu genau das auch für dich! Jetzt und jederzeit. Du bist es dir wert.

Nimm dich liebevoll in den Arm und verzeihe dir deine „Fehler“. Nimm deine Gefühle liebevoll an und spüre, was das in dir auslöst. Vielleicht fühlt es sich am Anfang komisch an. (Ich kann doch nicht so lieb zu mir sein!) Mit der Zeit aber wird sich dieser wertschätzende Umgang auszahlen. Leider aber ist es so, dass auch dies geübt werden muss. Und zwar immer wieder, bis es sich verinnerlicht hat. Stell dir vor, 20, 30, 40 oder mehr Jahre hast du

dich bei augenscheinlichen Makeln selbst runtergeputzt. Das kennt dein System. Da fühlt es sich jetzt wohl. Und unwohl. Eine Umstellung braucht Zeit. Also putz dich nicht runter für das Runterputzen, was du sowieso gerade umstellen willst. Zeige vielmehr Verständnis. Dir selbst gegenüber. DAS BIST DU DIR WERT.
Stell dir vor, du bist ein Beobachter deines Selbst. Sei aufmerksam, präsent und nimm wahr, wie du mit dir selbst sprichst. Laut und leise. Akzeptiere dich, wie du bist und nimm dich an, mit allen Ecken und Kanten. Mit deiner Ganzheitlichkeit. Körper, Geist und Seele. Jeder macht Fehler, niemand ist perfekt. Viel zu oft sagen wir diese Worte, meinen aber: ICH mache Fehler und ICH bin nicht perfekt. Stopp dieses Gefühl von Minderwertigkeit und tausche es gegen Akzeptanz und Liebe. Stell deinen inneren Kritiker aufs Abstellgleis und steige ein in den ICE aus Selbstliebe und Selbstfürsorge. Du bist, wer du bist und du bist so viel mehr als genug. Lege deinen Fokus auf deine Stärken, sieh deine Schwächen als Chance. Als Chance zu lernen. Und wenn einmal doch etwas schiefläuft, dann zeige dir selbst gegenüber Verständnis.

Deine heutige Übung

Suche dir einen deiner angeblichen Fehler raus. Entweder aus der Vergangenheit oder einem aktuellen Moment und sauge ihn in dir auf. Spüre, wie es sich anfühlt und welche Gefühle bei dir hochkommen. Und dann, dann bringe dir gegenüber Verständnis auf. Und Liebe und Wertschätzung. Notiere dir den Moment des „Fehlers“: Ich habe … getan und es fühlt sich … an.

Anschließend überlege dir, was du deinem Freund/deiner Freundin zu der Situation gesagt hättest. Und notiere dir genau dasselbe für dich.

Ich weiß, dir ist … passiert, aber weißt du was … das ist ok.

Schenk dir einen Tee ein, ein Glas Wein oder etwas anderes Wärmendes und verinnerliche das Gefühl von Verständnis. Dir selbst gegenüber. Verzeihe dir diesen „Fehler“ und wandle ihn um in: Ich habe dazugelernt.

TAG 9
Ich lebe Achtsamkeit im Alltag und im Job

Achtsamkeit kann überall praktiziert werden. Bei der Ernährung, in der Bewegung, im Alltag, in der Freizeit und auch im Job. Es gibt uns die Möglichkeit, in unserer Tretmühle aus Alltag und Job zu spüren, was uns guttut. Es nimmt uns den Druck und gibt uns die so ersehnte Entspannung. Achtsamkeit kontinuierlich in unser alltägliches Leben zu integrieren, stattet unser Leben aus mit Zufriedenheit und Glück. Selbstbestimmung at it‘s best.

Achtsam zu sein bedeutet den gegenwärtigen Moment bewertungsfrei und vor allem bewusst wahrzunehmen. Bewusst in dem Sinne entspricht der eigenen, bewussten Entscheidung, die eigene Aufmerksamkeit auf den gegenwärtigen Moment zu lenken. Ohne Ablenkung, vollkommen fokussiert. Es ist eine Art mentales und geistiges Aufräumen. Ein bei dir Selbst-Ankommen und Wertschätzen, was ist. Wenn du Auto fährst, Auto zu fahren. Wenn du die Zähne putzt, die Zähne zu putzen. Wenn du isst, dann isst du. Ohne Ablenkung, ohne mit den Gedanken woanders zu sein. Eine Art Befreiung von zu vielen Reizen und vor allem von den Dingen, die uns ein Zuviel bieten. Ein Zuviel an Geräuschen, an Gleichzeitigkeit, an Sinneseindrücken.

Übung macht den Meister.

Ein achtsames und vor allem beständiges Üben als Voraussetzung für eine wesentliche, positive Veränderung des Lebens. Achtsamkeit im Alltag zu integrieren, bietet jedem die Möglichkeit, sich selbst besser kennenzulernen und den Moment zu leben. Die innere Gefühlswelt kennenzulernen und lieben zu lernen. Auch hier gilt, ein tägliches Üben macht viel mehr Sinn, als ab und an einen Kurs zu besuchen. Die fortwährende Praxis erst hilft uns, all das Gelernte zu verinnerlichen.

Deine Stichworte hier:
Entschleunigung. Reduzierung. Weniger ist mehr. Klarheit. Fokussierung.
Ein entschleunigtes Leben sorgt für weniger Stress. Eine Reduzierung deiner Tätigkeiten, egal ob in der Freizeit oder im Job, gibt dir die Möglichkeit genau hinzuhören. Zu fühlen, was dein Körper braucht, und zu spüren, was deine Seele beglückt. Weniger ist immer mehr, mehr Zeit für dich. Mehr Zeit für Dinge, die dich wirklich glücklich machen. Klarheit über dich selbst. Über dein Leben. Darüber, wer du wirklich bist und wer du sein möchtest. Du hast die Zeit, deine Werte und Wertvorstellungen genau zu definieren und danach zu leben. Fokussiere dich auf das Wesentliche. Allein das wird eine Wohltat sein. Weder das

Hetzen von Termin zu Termin noch das Abarbeiten von unzähligen To-Dos wird dir ein Gefühl von Glücklichsein vermitteln. Zumindest nicht dauerhaft.

Wie möchtest du leben?

Wie willst du dich dabei fühlen?

Wie genau wirst du das erreichen?

Mach dir bewusst, dass nur du diese Entscheidungen treffen kannst. Und zwar jeden Tag aufs Neue. Jeden Tag hast du die Gelegenheit, dich für ein achtsames Leben zu entscheiden. Jeden Tag, jede Stunde, jede Minute und jede Sekunde. Und wenn du einmal deinen Weg in die Achtsamkeit verloren hast, dann ist das ok. Du hast jederzeit die Möglichkeit, wieder einzusteigen. Alle Instrumente, die du dafür brauchst, hast du bei dir. Deinen Geist, deinen Körper und deine Seele.

Frage dich bei jeder sich dir bietenden Situation:

Will ich das?

WILL ich das? – will ICH das? – will ich DAS?

Finde dazu heraus, was dich wirklich glücklich macht. Tief in deinem Herzen. Was ist es, was dich berührt und beflügelt?

Damit kommen wir zu deiner heutigen Übung.

Nimm einmal bewusst wahr, bei welchen Aktivitäten dein Herz höherschlägt. Was ist es, was dir Freude bereitet? Es hört sich einfach an, aber leider haben wir verlernt, darauf zu achten. Wir streben das hohe Ziel an, alles perfekt haben zu wollen. Auch das Glück. Und viel zu oft sind die Dinge, von denen wir denken, dass sie uns glücklich machen, unerreichbar. So hoffen und träumen wir, achten aber kaum auf die Momente, die uns glücklich machen, die im Bereich des Möglichen sind.

Schreibe dir heute Dinge auf, die dich heute glücklich gemacht haben. Nimm bewusst im Alltag wahr, was dich berührt hat. Und denk dran, es können ganz kleine Details sein.

Das Scheinen der Sonne, die Wolken am Himmel. Der Geruch nach frisch gemähtem Rasen, eine Umarmung oder ein liebes Wort. Was berührt dich?

Notiere dir auch deine eigenen Wertvorstellungen und das frei von Konditionierungen. Wie willst DU leben? Was fühlt sich für dich gut und richtig an? Gleich, was deine Eltern, Lehrer, Freunde dir vermitteln. Was willst du wirklich? Das letzte Mal, dass du dich mit deinen eigenen Werten auseinandergesetzt hast, kann schon eine Weile zurückliegen. Es wird Zeit, sich diesem Thema noch einmal bewusst zu widmen. Neu zu definieren und alte Wertvorstellungen zu hinterfragen. Wofür stehst du?

Achtsamkeit, Authentizität, Akzeptanz, Abenteuer, Kreativität, Zuverlässigkeit, Freundschaft, Ehrlichkeit, Unabhängigkeit, Integrität, Entschlossenheit, Beliebtheit,

Erfolg, Bescheidenheit, Kameradschaft, Leistung, Loyalität, Mitgefühl, Neugierde, Perfektion.

TAG 10
Auch die Nachhaltigkeit gehört dazu

Wir alle besitzen viel, doch oft kommt es uns wenig vor. Wir konsumieren und saugen alles auf, was wir bekommen können. Doch ist dies wirklich notwendig? Oder darf es ruhig einmal ein wenig weniger sein. Ein Leben ohne Vergleich und messen daran, wie viel ich besitze, löst uns von dem innerlichen Drang immer mehr haben zu wollen.
In unserer konsumorientierten Gesellschaft gilt es als wichtig viel und vor allem Wertvolles zu besitzen. Sich davon freizumachen, bedeutet genau das: frei zu sein.
Ein achtsames Leben und ein nachhaltiges Verhalten gehören zusammen. Einzig der Fokus unterscheidet sich. Ein achtsames Leben fokussiert sich auf uns selbst, ein nachhaltiges Leben auf unsere Umwelt und den Umgang mit den natürlichen Ressourcen unserer Welt. Wenn wir über Nachhaltigkeit sprechen, dann beziehen wir uns nicht nur auf die Umwelt oder den Klimawandel. Es geht vielmehr um ein ganzheitliches Konzept aus Achtsamkeit in Bezug auf all die Ressourcen, die uns zur Verfügung stehen.

Ökonomie, Ökologie, Soziales.
Wie können wir es schaffen, wirtschaftliche und gesellschaftliche Entwicklungen mit den sozialen Bedürfnissen in Einklang zu bringen, ohne unsere Umwelt zu belasten?

Wie können wir einen liebevollen und wertschätzenden Umgang mit uns selbst leben und unsere Umwelt in diese liebevolle Lebensweise einbeziehen? Nachhaltigkeit ist das Stichwort. Wenn wir nachhaltig und bewusst konsumieren, stehen Kaufen und Verbrauchen miteinander in Balance.

Wie nachhaltig verarbeiten die Unternehmen in unserem Land, auf unserer Welt? Ist ein stetiges Wachstum um jeden Preis sinnvoll und ökonomisch? Oder wäre es nicht besser, auch einmal zu verzichten. Dürfen Produkte, Dienstleistungen und Angebote nachhaltig sein oder ist es sogar ein prinzipielles Muss? Eine grundsätzliche Steigerung der Absätze eines Unternehmens sollte nicht zu Lasten der Umwelt fallen. Insgesamt können wir festhalten, dass Produkte mit langen Lebenszyklen für die Umwelt besser sind als Produkte mit kurzen Zyklen.

Der soziale Aspekt der Nachhaltigkeit ist unabdingbar für die gegenseitige Verantwortung gegenüber deinen Mitmenschen. Wie wäre es, wenn wir möglichst wenig soziale Anspannung hätten? Wenn es Armut und Hunger nicht geben würde, während andere ein Leben voller Überfluss leben? Wenn wir genügend Bildungsangebote hätten und das für jeden? Sauberes Wasser, ausreichend Nahrung und eine Absicherung für Bedürftige, die einfach zu erhalten ist? Wäre das nicht nachhaltig?
Wenn Unternehmen gute Bedingungen schaffen und nachhaltige Wirtschaft Menschen mit hochwertiger Nahrung versorgen würden – Hätten wir da nicht alle ein paar Sorgen weniger? Und hätten wir damit nicht alle viel mehr Kapazitäten, um uns um unsere Umwelt besser zu kümmern?

Deine heutige Aufgabe

Schau dich einmal um. Wie sieht deine Umwelt aus? Was fällt dir in der Natur auf? Wie umsorgt ist die Umgebung um dich herum? Wird die Natur so verlassen, wie du sie vorgefunden hast? Nimm es wahr und bringe dich in Bezug auf die Natur bewusst ein. Ein Aufräumtag zuhause, einmal den Müll vom Boden aufheben auf der Straße. Einmal ein bewusstes Wahrnehmen der natürlichen Ressourcen und dankbar sein für all die Fülle, die wir haben. Schau dich einmal um und wertschätze. Wertschätze das, was du hast und was dich umgibt.
Ein paar Ideen?
Miste deine Wohnung aus.
Kaufe nur Neues, wenn du Altes dafür nicht mehr brauchen kannst.
Verzichte einmal mehr auf Fleisch und wähle vegetarisch.
Gibt es etwas, was du Upcycling kannst?

Übrigens, eines der 5 Yamas aus den Yoga-Sutra des Patanjali lautet Ahimsa – die Gewaltlosigkeit. Gewaltlosigkeit gegenüber uns selbst und gegenüber unserer Umwelt und auch allen Lebewesen gegenüber.

P. S.: Beim Upcycling werden Produkte, die normalerweise im Müll landen, aufgewertet. Zu etwas Neuem oder anderem verarbeitet und müssen so nicht im Müll landen. Sie können wunderbar wiederverwendet werden. Beim Recycling wiederum werden aus dem Abfall dieselben Produkte hergestellt (s. Plastikflaschen).

Ein paar Ideen für Upcycling Materialien:

- Weinkisten, Paletten, Kartons (Möbelherstellung und Co.)

- Kaffeesatz, Teesatz, Lebensmittel (Gesichtsmasken und Co.)

- Aufbewahrungsgegenstände herstellen oder alte Kleidung verarbeiten (Taschen und Co.).

TAG 11
Was Stress für meinen Körper bedeutet

Um in stressigen Situationen aufmerksam zu reagieren, wird unser Körper auf unterschiedliche Weise aktiviert. Alles wird umgehend in Alarmbereitschaft versetzt. Die Stressreaktion ist eine Zusammenstellung aus ausgeklügelten Vorgängen und Schaltkreisläufen im Körper. Durch verschiedene Stellen und weitere Zwischenstellen im Körper wird die Nebenniere aktiviert. Diese sorgt für die Ausschüttung von Adrenalin und Cortisol. Adrenalin und Cortisol wiederum aktivieren weitere Botenstoffe im Körper und sorgen für die unterschiedlichen akuten Reaktionen.
Vollkommen automatisiert laufen wir oft in immer dieselben Stressfallen. Ein Ausbrechen lohnt sich!

Was ist Stress

Es gibt für Stress keine eindeutige Definition, es handelt sich um eine primär persönliche Erfahrung.
Bei Wikipedia steht unter dem Begriff Folgendes:

Stress (engl. für Druck, Anspannung) bezeichnet zum einen durch spezifische äußere Reize (Stressoren) hervorgerufene psychische und physische Reaktionen bei Lebewesen, die zur Bewältigung besonderer Anforderungen befähigen, und zum anderen die dadurch entstehende körperliche und geistige Belastung.

Stress ist als solcher ein Mechanismus von Körper, Geist und Seele, sich an gegebene Umstände anzupassen und entsprechend zu handeln. Schnell und effektiv und unabhängig von dem eigentlichen Stressor. Die biochemische und psychische Reaktion ist immer dieselbe.

Was genau passiert im Körper bei Stress

Wie schon erwähnt, um in stressigen Situationen aufmerksam zu reagieren, wird unser Körper auf unterschiedliche Weise aktiviert. Alles wird umgehend in Alarmbereitschaft versetzt. Die Stressreaktion ist eine Zusammenstellung aus ausgeklügelten Vorgängen und Schaltkreisläufen im Körper.
Durch verschiedene Stellen (u. a. dem Hypothalamus) und weitere Zwischenstellen im Körper wird die Nebenniere aktiviert. Diese sorgt für die Ausschüttung von Adrenalin und Cortisol. Adrenalin und Cortisol wiederum aktivieren weitere Botenstoffe im Körper und sorgen für die unterschiedlichen akuten Reaktionen.

Ein kleiner Exkurs zu unserem vegetativen Nervensystem. Es teilt sich in zwei Bereiche auf:

- Sympathikus (Stressnerv), er sorgt für die Aktivierung und die Ausführung der Reaktion.

- Parasympathikus (Entspannungsnerv), er sorgt für die Entspannung und die Regeneration.

Beide Nerven sind enorm wichtig für unser gesamtes System. Sie sind wie Yin und Yang und können nicht ohneeinander. Der Stress braucht die Entspannung und um ausgeglichen zu sein, braucht die Entspannung auch ein wenig Stress. Denn ohne Stress würde sie gar nicht erkennen können, was Entspannung eigentlich bedeutet. Wichtig aber ist, beide zusammen sollten aber weitestgehend ausgeglichen sein, denn nur dann können wir in Balance leben.

Die körperlichen Reaktionen auf Stress kennst du sicher?

- Dein Mund wird trocken.

- Du fängst an zu schwitzen.

- Deine Atmung wird schneller.

- Dein Blutdruck steigt.

- Deine Verdauung wird langsamer.

- Schmerzen sind kurzfristig egal.

All diese Reaktionen bei Stress sind vollkommen natürlich und auch wichtig. Ansonsten könnte unser Körper in Stresssituationen nicht funktionieren, unsere Vorfahren hätten Angriffe der Umwelt nicht überleben können.

Idealerweise entspannt sich unser Körper nach so einer Stresssituation wieder.

Körper und Geist kehren zu einem ausgeglichenen Zustand zurück. Ja, es gibt auch Zeiten im Leben, in denen eben genau das NICHT passiert. Unser Körper erfährt nicht die Möglichkeit der Regeneration und nach einer akuten Phase tritt keine entspannende Phase ein. Der Stress bleibt. Doch genau das ist langfristig nicht gesund.

Naturbedingt läuft so eine Stressreaktion im Körper nämlich immer in verschiedenen Phasen ab.

Die Vorphase/Reizphase, der Reiz wird aufgenommen und bewertet. Die Bewertung des Reizes erfolgt aufgrund von unterschiedlichen Faktoren: Erfahrungen, Erlebtes, Tagesverfassung, emotionaler Zustand. Wird der Reiz als Stress eingestuft, beginnt die Stressreaktion.

ABC-Modell von Christian Bremer (Redner/Autor)[12]

Was kann Stress auslösen

- das Leben, die Wirklichkeit, die Realität
- das eigene Denken, die eigene Bewertung, welche durch die Realität ausgelöst wird
- die Gefühle, welche durch unser Denken und die Bewertung ausgelöst werden

Im Geiste werden Fragen analysiert wie:

- Was nehme ich aus der Realität wie wahr und wie bewerte ich das?
- Was genau löst das in mir aus?
- Wie fühle ich mich dabei?
- Wie gehe ich damit um?

12 ABC-Modell von Christian Bremer (Redner/Autor)

Die Alarmphase

Nun wird der gesamte Körper in Alarmbereitschaft gesetzt. Gehirn und Nebenniere kommunizieren untereinander, gemeinsam mit ein paar anderen Zwischenstellen sorgen sie für die Ausschüttung der Hormone Cortisol und Adrenalin.

Diese wiederum aktivieren weitere Botenstoffe im Körper und sorgen für unterschiedlichste Reaktionen. Hier nur einige der Bestandteile der Kettenreaktion. Zucker wird ins Blut ausgeschüttet, stellt so die benötigte Energie bereit. Adrenalin sorgt für die Erhöhung des Blutdrucks und den schnellen Herzschlag. Die Pupillen weiten sich, die Muskeln spannen sich eher an. Die Verdauung wird gehemmt.

Die eigentliche Handlungsphase

Jetzt befinden wir uns in vollständiger Bereitschaft zu reagieren. In der Steinzeit setzten wir das im Rahmen des Kampfes um (Fight or Flight). In der heutigen Zeit allerdings fehlt diese Handlung meist komplett. Ständiger Zeitdruck oder immer wiederkehrender Stress bei der Arbeit oder im Alltag lassen uns die Handlungsphase regelrecht aussitzen. Meist kommt nicht mal danach eine Entlastung, der Stress bleibt. Durch das Nicht – Reagieren bleiben wir dauerhaft in Alarmbereitschaft. Der Körper schüttet ständig weiter Stresshormone aus. Die Handlung, die zum Abbau der Stresssituation führen würde, fehlt. Uff.

Die notwendige Entspannungsphase

Nach einer kurzzeitigen Stresssituation mit entsprechender Reaktion sollten wir uns möglichst wieder entspannen. Im Idealfall werden alle körperlichen Systeme in den entspannten Zustand zurückgesetzt. Der Parasympathikus sorgt somit für die wohlverdiente Entspannungsphase. Diese Phase der Erholung ist in dem gesamten Prozess immens wichtig und sollte ein fester Bestandteil jeder stressigen Situation sein. Nur so können wir langfristig gesund bleiben!

Hier werden Energiereserven aufgefüllt, der Rhythmus des Herzschlages verlangsamt sich wieder, die Blutgefäße weiten sich, die Muskulatur lockert sich. Das Verdauungssystem schüttet nun wieder Verdauungsenzyme und Flüssigkeiten aus. Ausgeschüttete Stresshormone werden abgebaut. Bäm.

In der heutigen Zeit allerdings befinden wir uns oft in einer Art Dauerstress und genau das macht uns regelrecht fertig. Tendenziell ist der Sympathikus ständig leicht erhöht, die Balance zwischen Parasympathikus und Sympathikus ist somit überhaupt nicht mehr gewährleistet. Das Schlimme daran? Genau das kann zu chronischem Stress führen.

- Dauerhaft aktiven Stressoren sind Stressoren, die in kurzen Abständen immer wiederkehren, ohne dazwischen nennenswerte Entspannungsphasen gehabt zu haben. Somit können sich unterschiedliche Stressoren noch gegenseitig potenzieren.

Es besteht eine dauerhafte Stresssituation, der Körper ist in Alarmbereitschaft. Es macht daher überhaupt keinen Unterschied, ob der Stressor als reale Bedrohung, eine belastende Situation oder als ein innerlich störendes Gedankenmuster vorliegt. Dem Körper ist es egal, ob es eine reelle Situation oder ein Gedanke ist, die Reaktion darauf ist immer dieselbe. Stress pur.

Die Folgen von chronischem Stress kannst du dir sicherlich denken:

- Stresshormone werden dauerhaft ausgeschüttet.
- Ein starkes Verlangen nach schnellen Energiequellen (Zucker).
- Wir werden schneller krank.
- Der Blutzuckerspiegel ist ständig erhöht, wir fühlen uns müde und überlastet.
- Und vieles mehr.

Selbstverständlich gibt es auch positiven Stress. Wir alle brauchen sogar ab und an ein gewisses Level an Stress, um aufmerksam und leistungsstark zu sein. Diese „Spannung" hilft uns bei den Anforderungen im Alltag. Bei einer dauerhaft niedrigen Stimulation kann sogar das Gefühl von Unterforderung auftreten. Das für uns genau richtige Maß an Stress/Aktivität ist daher ein weiterer wichtiger Bestandteil, um uns wohlzufühlen. In dem Zustand sollten aber die Anforderungen und der Anreiz in einem guten Gleichgewicht mit unserem Energielevel und unserer Leistungsfähigkeit sein. Wir sind im Flow.

Alles scheint mühelos und wir fühlen uns wohl. Trotz geistiger und körperlicher Anspannung fällt es uns leicht zu entspannen. Ein perfekt ausgeglichener Zustand aus Unter- und Überforderung. Wir atmen ruhig, wir fühlen uns wohl, wir können Hindernissen entspannt entgegensehen. Wir werden innerlichen und äußerlichen Anforderungen spielend gerecht. Im Yoga bezeichnen wir diesen Zustand mit Svastha(aus dem Sanskrit: „Im eigenen Selbst verweilen").
Ein natürlicher Gesundheitszustand, der sich gut anfühlt.

Zusammengefasst bedeutet das:
Stress ist für jeden von uns anders. Ein Reiz wird im Gehirn als Gefahr/Stress kategorisiert, indem eine Bewertung unserer Erlebnisse und Gedanken, unserer Prägungen und der aktuellen innerlichen und äußerlichen Situation stattfindet. Dies geschieht ganz automatisch. Weiterhin ist kurzfristiger Stress nicht schädlich, vielmehr ist er für unser Überleben wichtig. Ein gewisses Stresslevel (Eustress) macht uns wach, leistungsfähig und lebensfähig.
Die Stressreaktion läuft in Phasen ab, Vorphase, Alarmphase, Handlungsphase und Entspannungsphase. Die letzten beiden Phasen werden allerdings meistens gar nicht durchlaufen, dies führt zu chronischem Stress. Stressoren können sich gegenseitig verstärken und potenzieren.

Die 10 häufigsten mentalen Stressfallen (Christian Bremer, Experte für Gelassenheit)

1. es allen recht machen zu wollen und von allen gemocht werden zu wollen
2. nicht nein sagen zu können
3. sich zu viel vorzunehmen
4. immer mehr haben zu wollen, sich ständig in einem Mangelzustand zu fühlen
5. keine Grenzen zu setzen, sich keine Zeit für sich selbst zu nehmen
6. immer perfekt sein zu wollen
7. für alle und jeden dazu sein – außer für sich selbst
8. sich als Opfer zu fühlen
9. sich viel über andere aufzuregen und die Schuld für die Umstände im Außen suchen
10. die Angst haben, etwas zu verpassen [13]

Deine heutige Aufgabe

Horch mal in dich hinein, welche dieser Fallen kannst du bei dir selbst beobachten?

- Was macht dir Stress? Antworte ganz intuitiv, was kommt dir als Erstes in den Sinn?

- Wie fühlt sich der Stress an? Beschreibe deine Gefühle. Achte bei der Beantwortung der Fragen auf alle Lebensbereiche. (Job, Familie, Freizeit) Nimm wahr und beobachte, verurteile dich nicht.

---

13 Die 10 häufigsten mentalen Stressfallen sind: (nach Christian Bremer)

Aktionsmoment:
Wie kann ich dem Stressmoment entkommen? Nimm wahr, wie du dich eigentlich fühlen möchtest!

Umsetzung:

- Formuliere klare und realisierbare Ziele.
- Plane konkrete Schritte zum Erreichen der Ziele.
- Entscheide, was genau du benötigst, um diese Ziele zu erreichen.
- Schreibe einen Brief an dich selbst, führe genau aus, wie du dich fühlen möchtest und was du dazu brauchst.

Reflektiere:

- Wo stehe ich aktuell?
- Was habe ich ändern können?
- Wie fühle ich mich jetzt?
- Was kann ich situativ anpassen, um auf dem Weg zu bleiben?

TAG 12
Ich gehe achtsam durch mein Leben

Wie bewusst nutzt du deinen Alltag, um mit einfachen und gesunden Bewegungen deinem Körper etwas Gutes zu tun?

Das Wissen darum, wie es dem Körper geht; was ihm guttut und was eben nicht, hilft uns im stressigen Alltag, mehr Energie zu haben und ausgleichende Bewegungen in den Tag zu integrieren. Heute kommst du ins wieder ins Spüren und Handeln.
Kennst du diese Momente, in denen dein Rücken schmerzt. Wo du deine Hüfte merkst oder dein Kopf leicht wehtut? Kennst du diese Momente, in denen du merkst, puh: Wenn du nicht bald zum Arzt gehst, dann kann der kleine Schmerz zu einem richtig starken Schmerz werden. Wir alle haben sie. Diese Stellen am Körper, die uns immer wieder Sorgen bereiten. Die Schulter, das Knie, der Rücken, die Gelenke. Was auch immer es ist. Bei jedem unterschiedlich. Wir nehmen sie als gegeben hin. Die Schulter schmerzt seit Jahren, immer mal wieder. Ich war schon beim Arzt, aber habe „nur" Medikamente bekommen. Nun schmerzt sie wieder. Ist halt so. So oder so ähnlich laufen unsere Gedankenmuster ab. Wir nehmen es hin, weil wir es schon kennen. Wie aber wäre es, wenn die Schulter eben nicht schmerzen würde, wenn das Knie sich gut anfühlen würde? Wäre es nicht wunderbar? Versteh mich nicht falsch: Wenn du Schmerzen hast, dann ist ein Arztbesuch unabdingbar. Wenn du aber nur leichte Wehwehchen hast, dann kann deine eigene Bewegung, dein eigener Körper dir schon viel Gutes tun und wer weiß, vielleicht bleibt dir dann der nächste Arztbesuch sogar erspart?!

Deine heutige Übung

Stelle dich auf den Boden, gern mit ausgezogenen Schuhen und Strümpfen. Also barfuß. Schließe deine Augen und spüre. Spüre in deinen Körper. Wie fühlt er sich an. Wo kannst du etwas wahrnehmen? Ganz egal was. Wo fühlt es sich gut an, wo nicht?
Nimm alles wahr. Am besten von den Füßen hoch bis zum Kopf. Benote, ja, du hast richtig verstanden. Benote die einzelnen Bereiche. Füße fühlen sich an wie eine 6. Beine wie eine 4, Arme wie eine 2, Schultern wie eine 1 usw. Die 1 steht dabei für: Ich fühle mich richtig schlecht, da wenig Energie, eine Blockade, ein regelrechter Schmerz, die 10 für: Ich fühle mich topfit in dem Bereich. Richtig gut und kräftig. Dann, nach einem Moment laufe durch deinen Raum und nimm während des Laufens wahr. Welche Bereiche kannst du wahrnehmen? Wie im Stehen schon. Benote und finde heraus, wie sich dein Körper fühlt. 1–10. Komme dann nach einem Moment wieder zum Stehen und überlege dir intuitiv Bewegungen dazu. Bewege dich, wie du magst. Vielleicht mal die Schulter hoch- und runterziehen. Vielleich vor und zurück oder im Kreis. Je nachdem, wo du den für dich – in dem Moment – schlechtesten Bereich wahrnehmen kannst. Wenn es im Schulterbereich ist, bewegst du dich da. Wenn es die Knie sind, bewegst du dich da. Während du dich bewegst, hinterfragst du dich in deinen Gedanken, ob die Bewegung wohltuend ist. Wenn ja, mach sie weiter. Wenn nein, mach eine andere Bewegung. Denk dran, du darfst dich sanft und langsam bewegen, schnell und groß, ruhig und leise und dynamisch und intensiv. Wähle die Bewegung intuitiv und hinterfrage dich. Tut es wirklich gut? Wenn nicht, bewege dich anders. Komme nach einem Moment wieder zur Ruhe und spüre nach. Benote wieder und nimm wahr,

ob sich die Benotung geändert hat. Mache diese Übung gern täglich, auch zwischendurch. So gibst du deinem Körper die Gelegenheit, zu erzählen. Zu erzählen, wie es ihm geht. Außerdem gibst du deinem Körper das Gefühl von: Ich höre dir zu; ich kümmere mich um dich. Das tut einfach gut. Im Idealfall kannst du auf diese Weise kleine Wehwehchen kleiner werden lassen und sie gar nicht erst zu einem richtigen Schmerz entstehen lassen. Nutze die Kraft deines ureigenen Systems, um dich zu umsorgen und zu heilen.

TAG 13
Nun integriere ich achtsame Bewegungen in meinen gesamten Alltag

Oh ja, sich so zu bewegen, dass sich jede einzelne Bewegung wohltuend anfühlt, ist absolut empfehlenswert. Es bringt neue Energie und dein Körper dankt es dir. Hast du einmal bemerkt, dass unsere Körper alle so einzigartig sind. Jeder einzelne Knochen ist in einer einzigartigen Form und Größe. Jeder von uns hat so unterschiedliche Dinge erlebt. Jeder Körper sehnt sich daher nach einer individuellen Bewegung. Natürlich heißt das nicht, dass du ab jetzt nicht mehr in deine Lieblings- Kurse gehen sollst. Es heißt vielmehr, dass du deinen eigenen Alltag so gestalten darfst, dass sich die Bewegungen in dein Leben integrieren lassen. Ein achtsames Erleben und Leben deines eigenen Wohlfühlkörpers. Dies wirkt dem Stress im täglichen Leben entgegen und bringt frische Energie. Und das Großartige daran? Es kostet nicht einen Penny und ist mega easy in allen Alltagssituationen anzuwenden.

Eine bewusste und vor allem auf dich abgestimmte Bewegung unterstützt dich dabei, dich rundum wohlzufühlen. Probiere es einmal aus. Denn nur, wenn wir es schaffen, langfristig unsere Bewegungen so umzustellen, dass sie sich jederzeit gut anfühlen, können wir nachhaltig Stress entgegenwirken.

Deine heutige Übung

Bewege dich in allen Momenten des Tages so, dass dein Körper Danke sagen kann.
Wenn du am Schreibtisch sitzt, steh zwischendurch auf und räkele dich. Wenn du den Haushalt schmeißt, spüre in dich hinein und bewege dich so, wie es zu dir passt. Wenn du zur Arbeit gehst, genieße deine Schritte. Spüre immer mal wieder in deinen Körper, lausche und bewege dich intuitiv. Ein gutes Beispiel ist das Spülmaschine-Ausräumen. Ist es da wie bei mir? Immer zu eng, zu wenig Platz, zu viel keine Lust und zu schnell, schnell. Hauptsache, fertig werden? Viel zu lange war es so bei mir. Doch was wäre wenn? Was wäre, wenn du deine Gedanken so umdrehst, dass du nach diesem Hopp, hopp nicht erschöpft wärest. Dich nach dem Ausräumen des Geschirrs kräftiger fühlen würdest als vorher? Wäre doch super, oder?!
Spüre während der – vor allem unliebsamen – Tätigkeiten in dich hinein. Höre auf die Signale deines Körpers und handle danach. Wenn dein Körper signalisiert, langsamer, dann mach langsamer. Wenn er sagt, streck dich mehr, dann strecke dich mehr und nutze die Tätigkeit für eine sanfte Gymnastik. Wenn er sagt, ich brauche Pause, dann mach die Bewegungen schön langsam. Oder, wenn das Signal kommt, mein Rücken schmerzt – dann beweg

dich eben am Rücken während des Ausräumens deiner Beschäftigung sanft durch. Eine Bewegung zu finden, passiert da meist intuitiv. Das Hinhören aber, das will geübt werden. Mit ein bisschen Geduld kannst du schnell spüren, was dir im Hier und Jetzt wirklich guttut.

In den allermeisten Fällen gibt es Situationen im Alltag, die uns nerven. Wir räumen die Spülmaschine aus und sind in Gedanken ganz woanders, wir hängen die Wäsche auf und der Rücken schmerzt, wir laufen zur Bahn, gehen mit dem Hund raus oder holen uns einen Kaffee, meist mit den Gedanken ganz woanders. Was aber wäre, wenn wir all diese Momente nutzen könnten, um unserem Körper etwas Gutes zu tun?

TAG 14
Wie war das noch einmal mit den Stolpersteinen?

Erinnere dich, achtsam zu leben, fühlt sich gut an. Achtsam mit dir selbst umzugehen, bringt Energie und ein gutes Gefühl. Im Hier und Jetzt verankert zu sein kann dich unterstützen, fokussierter zu leben. Tatkräftiger zu handeln. Es kann sein, dass du direkt zu Beginn begeistert feststellst, wie angenehm es sich anfühlt. Wunderbar leicht und einfach. Mit Freude integrierst du Achtsamkeit in deinen Alltag und lebst bewusst wie nie zuvor. Es kann aber genauso gut sein, dass du nach ein paar Tagen spürst, dass sich alte Gewohnheiten einschleichen. Zuerst langsam, dann immer schneller. Nach und nach verlieren wir so ganz leicht die neuen und liebgewonnenen Gewohnheiten wieder aus dem Auge. Doch das muss nicht sein. Neue Gewohnheiten langfristig in den eigenen Alltag zu integrieren, kann herausfordernd sein. Aber ich sage dir, es lohnt sich. In jedem Fall. Also überprüfe einmal deine Stolpersteine. Sind es die eigenen Gedanken? Der Alltag? Manchmal ist es auch die Familie oder der Partner, der uns ausbremst. Aber auch der Job oder einfach Momente, die dich aus dem Leben reißen können, uns hemmen. Höre einmal in dich hinein. Wie achtsam lebst du die letzten 14 Tage? Schaffst du es, einige der Übungen in deinen Alltag zu integrieren? Wunderbar. Schaffst du es (noch) nicht? Auch wunderbar. Denn wie du ja weißt, geht es nicht darum, dir selbst ein schlechtes Gewissen zu machen. Es geht vielmehr darum, deine eigene Entscheidung zu überprüfen. Und vielleicht, aber auch nur ganz vielleicht sagt dir dein Kopf jetzt: Ach, vorher war es doch auch ganz schön. Ja, das mag stimmen. Aber weißt du was? Du willst achtsamer leben. Denn ansonsten hättest du ja wohl kaum diese Entscheidung zu Beginn getroffen. Und weißt du noch was? Selbst wenn du dich jetzt entscheidest, wieder unachtsamer zu leben – Du wirst irgendwann wieder zu dem Wunsch nach mehr Bewusstsein im Alltag zurückkommen. Warum denn nicht gleich? Ja, ich weiß, manchmal sind die Hürden nicht so leicht zu besteigen. Und das ist ok. Denn weißt du was? Es ist in jedem Fall besser, eine Pause von den Übungen einzulegen, als sich selbst ein schlechtes Gewissen zu machen, sich selbst schlechtzureden und direkt komplett aufzuhören. Wenn es denn eben gerade zu schwer ist, dann nimm ein paar der Übungen mit. Und du wirst sehen. Nach und nach wird der Wunsch nach mehr Achtsamkeit im Alltag zurückkehren und dann steigst du wieder ein. Einfach so. denn du hast ja kein schlechtes Gewissen. Und kannst direkt sagen: Ich hatte eine Pause, aber nun passt es wieder.

Deine heutige Übung

Nimm heute einmal wahr: Wie geht es dir mit den Stolpersteinen und deiner eigenen Entscheidung? Bist du noch auf deinem Weg? Wenn ja, super. Dann notiere dir einmal bewusst, was du dir von einem achtsamen Leben versprichst.
Liebes ich, ich möchte achtsam leben, weil ich …(mich dann besser fühle, mehr Kraft habe, nicht so erschöpft sein möchte … oder, oder, oder)

Schreib es einmal auf. Wie möchtest du dich fühlen? Und wie vor allem nicht? Und dann? Dann lege diesen Brief an dich selbst beiseite und verstaue ihn gut. Nach einigen Monaten – wenn du mal wieder strauchelst – hole ihn hervor und lies ihn durch. Denk dran, du darfst verständnisvoll und liebevoll mit dir selbst sprechen. You are on your way.

Noch eine wunderbare Idee

Schreibe einen Brief an dein zukünftiges Ich. Gib dir selbst die Gelegenheit, einmal über dein eigenes Leben im Hier und Jetzt nachzudenken, Ziele zu setzen und genau zu definieren, wie du sie erreichst.
Was dein Brief enthalten sollte:
Dein zukünftiges Alter – wie alt bist du, wenn du diesen Brief liest?
Beginne mit einer kurzen Erinnerung an den jetzigen Moment – wer bist du gerade und womit verbringst du deine Zeit?

Notiere deine Sorgen – schreibe auf, was dich im jetzigen Moment belastet. Schreibe auf, was dir wichtig ist – was genau definiert dich?
Notiere Dinge, die dir an dir gut gefallen – was macht dich besonders? Vergiss auch nicht deine Hoffnungen aufzuschreiben – wo willst du im Leben hin?
Wenn du schon dabei bist – notiere auch, womit du aufhören willst. Ratschläge – gib dir selbst ein paar wertvolle Ratschläge.
Freude – frag dein älteres Selbst Dinge, die dir jetzt wichtig sind.
Einen Brief an dein zukünftiges Ich zu schreiben, gibt dir die Möglichkeit, über dein gegenwärtiges Ich nachzudenken.

Brief an mein zukünftiges Ich

Liebes Ich, ich hoffe …

TAG 15
Ich liebe mich selbst

Self-Love ist wichtig. Das wissen wir alle. Doch warum fällt es uns dann trotzdem so schwer?
Was genau können wir tun, um uns selbst so wertzuschätzen, wie wir es verdient haben? Wie können wir Self-Love in unseren Alltag integrieren, uns etwas Gutes tun und unseren Körper ebenso wie unsern Geist und die Seele so lieben, dass wir rundum glücklich sind? Love time. Spüre einmal in dich hinein. Wir haben ja schon darüber gesprochen. Viel zu oft machen wir uns selbst schlecht. Ziehen regelrecht über uns her. Umsorgen uns zu wenig und achten viel mehr auf unsere Mitmenschen als auf uns selbst. Heute aber, heute geht es nur um dich.

Ein paar Gedanken zur Self-Love findest du hier:

Selbstliebe im Alltag zu leben, ist eine aktive Entscheidung. Yes, it is. Denn auch wenn wir das gerne glauben würden, so erleben wir Selbstliebe nicht einfach so durch Zauberhand. Eine bewusste Entscheidung steckt hinter fast allem. Und das Tolle? Du kannst sie jederzeit aufs Neue treffen. Jeden Tag jede Stunde, jede Sekunde. Weil du es dir wert bist.

Denk doch einmal darüber nach:

- Wie oft sagst du Ja, obwohl du eigentlich Nein sagen möchtest?

- Wie oft stehst du vor dem Spiegel und lästerst innerlich über dich selbst?

- Wie oft sagst du dir selbst: Ich liebe dich?

- Und wie oft zeigst du dir genau das?

- Wie oft nimmst du dich selbst liebevoll an, deinen Körper, deine Gedanken, deine eigene Energie?

Kennst du das?
Du fühlst dich erschöpft und denkst: typisch ich, immer so müde.
Du schaust in den Spiegel und denkst: blöde Falten, dicker Bauch, dellige Oberschenkel.

Viel zu oft, oder?

- Und wie oft schaust du in den Spiegel und denkst: Wow, siehst du toll aus!

- Wie oft denkst du mitten am Tag: Ich liebe mich so sehr.

- Wie oft bist du erschöpft und denkst: Kein Wunder, du wuppst ja auch ganz schön viel.

Wie oft bitte? Viel zu selten, oder?
Und dabei ist es ganz einfach. Ganz einfach und auch ganz schwer. Denn lieb zu uns selbst zu sein fällt vielen schwer. Wir kritisieren lieber. Anstatt zu lieben. Kennst du das, du bist frisch verliebt und würdest alles für deinen Lieblingsmenschen tun. Du willst ständig mit ihm/ihr zusammen sein und du fühlst dich unschlagbar stark, wenn er oder sie in deiner Nähe ist. Wie wäre es, wenn du dich genauso fühlen würdest, nur weil du selbst in deiner Nähe bist? Mega, oder?

Selbstliebe in den Alltag zu integrieren mach absolut Sinn. Es tut gut und beflügelt. Das Wichtige aber? Das Wichtige ist, wenn du dir selbst gegenüber, beispielsweise im Spiegel, zusicherst, wie wundervoll du aussiehst, nicht direkt wieder einen Rückzieher zu machen. Du solltest versuchen, diese Liebe innerlich wirklich zu fühlen. Sie anzunehmen und auszuleben. Tagein, tagaus. Übrigens, der beste Weg mit der Selbstliebe zu beginnen ist: Fang einfach an. Jetzt.

Deine heutige Übung

Nimm einmal wahr.
Wie denkst du über dich?
Wie redest du über dich?
Wie siehst du dich selbst im Spiegel an?
Wie verhältst du dich dir selbst gegenüber?
Wie bringst du mehr Liebe in dein Leben?
Ein paar Helferlein könnten sein:

- Sag auch mal Nein. (Ein nein zu anderen ist oft auch ein Ja zu dir selbst)

- Verbringe auch mal Zeit mit dir selbst.

- Lache, lache über dich selbst und mit dir selbst.

- Sage dir viel öfter, wie cool, hübsch, toll, wundervoll, wertvoll, wunderschön du bist.

TAG 16
Welche Bewertungen tun mir denn überhaupt gut

Wir lernen schon als Kind zu bewerten. Spüren von klein auf an, wie doof es sich anfühlt etwas „falsch" oder „schlecht" gemacht zu haben. Wir haben gelernt, dass es wichtig ist alles und jeden zu bewerten, allen voran uns selbst. Wie aber würde es sich anfühlen, könnten wir uns davon lösen? Dinge so zu nehmen, wie sie sind. Aufhören, uns selbst zu be- und verurteilen und uns für das feiern, was wir sind. Ist dir einmal aufgefallen, dass du bereits in der Schule gelernt hast, in den Fächern, in denen du nicht gut genug warst, besser werden zu müssen. In den Dingen, die dir leicht von der Hand gegangen sind, in denen aber lag kaum Aufmerksamkeit. Wer hat dich bewertet? In dem Fach bist du gut, in dem anderen nicht. Das, was du sagst, ist richtig oder eben falsch. Alle und jeder wollten sich einmischen. Dir sagen, wie du zu sein hast und wie du noch besser sein könntest.

Was aber hat das für eine Auswirkung auf dein jetziges Leben? Wie könnte es sein, wenn wir das alles nicht erlebt hätten? Hinterfrage dich einmal im Alltag. Wie sehr gehst du in die Bewertung deiner selbst. Bist du gut? Und vor allem, gut genug? Innerhalb von Sekunden beurteilen wir unser Leben, nicht nur das. Auch das unserer Mitmenschen. Ist dir einmal aufgefallen, dass du innerhalb von Bruchteilen dein Gegenüber in Schubladen steckst. Wildfremde, Nachbarn und Freunde. Alle werden beurteilt und bewertet. Ganz automatisch und unterbewusst. Die Frage aber: Muss das sein? Und vor allem: Tut mir das gut? Wäre es nicht hilfreich, Situationen oder Menschen einfach so zu nehmen, wie sie eben sind. Dich selbst so zu betrachten, wie du im Hier und Jetzt bist. Ohne dich, andere oder Situationen direkt einer innerlichen Bewertung zu durchlaufen.

Stell dir vor:
Du bist ein kleines Kind auf dem Spielplatz. Vielleicht drei oder vier Jahre alt. Du spielst und plötzlich nimmt dir ein Spielpartner deine Schaufel/Bagger/Gießkanne aus der Hand. Du bist traurig, schaffst es aber nicht, dir das Spielzeug zurückzuholen.
Du gehst traurig nach Hause und nimmst nur die Erinnerung mit. Dein Leben lang begleitet dich das Gefühl: Mir nimmt jemand was weg. Ich bin traurig.

Diese eine und auch jede andere Erfahrung aus unser aller Kindheit wird abgespeichert. In unserer Erinnerung und unabhängig davon, ob bewusst oder unbewusst holen wir diese Erinnerungen in ähnlichen Momenten wieder hoch. Wir fühlen dieselben Gefühle wie damals. Auch wenn die Situation eine andere ist. Immerhin ist es ja eine ganz andere Zeit. Wenn du dir vorstellst, dass diese Erinnerung noch weitere Kreise in deinen Gefühlen hinterlegt, dann weißt du auch, dass jede andere Situation das auch tut. Was wichtig ist, ist, dass wir die Erfahrungen der Kindheit heute, als Erwachsene, in ein neues und vor allem bewusstes Licht rücken. Die Frage wieder: Wie will ich mich denn fühlen? Du triffst die Entscheidung. Niemand anders. Und wenn du Situationen im Hier und Jetzt bewusst wahrnehmen willst. Frei von Bewertung gehört eben auch dazu, alte Gefühle (weitestgehend) im hier und jetzt als solches einzuschätzen. Gefühle von früher und nicht von jetzt. Dies ist sicher nicht immer möglich. Es hilft aber, sich dessen bewusst zu werden.

Deine heutige Aufgabe

Prüfe einmal deine inneren Bewertungen. Dir selbst gegenüber, Situationen gegenüber und deinen Mitmenschen gegenüber. Gib dir selbst die Chance im jetzigen Moment zu entscheiden, wie sich etwas anfühlt. Und vermische nicht alte Gefühle mit denen im Jetzt. Nimm wahr, entscheide dich, wie du dich fühlen willst, und bewerte nicht. Vielleicht denkst du dich dazu aus der Situation heraus. Vielleicht gehst du einen Schritt aus der Situation raus. Vielleicht schließt du kurz die Augen und gehst ins Spüren und Wahrnehmen. Wie fühlt sich die Situation an? Frage, hinterfrage und durchleuchte. Frei von Beurteilung und Bewertung. Es gibt kein Besser oder Schlechter. Jeder von uns ist einzigartig. Und genau das darfst du leben.

TAG 17
Nun darf ich auch einmal Stille zulassen

Wann warst du das letzte Mal so richtig still? Ruhig in deinen Gedanken und im Körper. Ruhig im Innen und im Außen? Stille und Ruhe sind wichtig. Wichtig um zu erkennen, wer du wirklich bist. Aber auch, um aufzutanken und genau hinhören zu können. Was ist es, was du wirklich brauchst? Tief aus deinem Inneren? Stille gibt uns die Chance, Unruhe überhaupt erst zu bemerken. Wenn wir im Innen und im Außen immer laut und unruhig sind, dann spüren wir das nicht.

Stille auszuhalten ist grundsätzlich erstmal nicht einfach, aber unglaublich lohnenswert für einen bewussten Alltag.

Hinterfrage und durchleuchte einmal deinen Alltag.

Wann ist es in deinem Leben mal wirklich still?
Ohne Geräusche, ohne deine Gedanken, ohne Stimmen im Außen, ohne Musik, ohne Geplapper? Wann gibst du dir die seltene Möglichkeit einmal genau hinzuhören? Und wann hörst du nur die Töne, die du wirklich hören willst.

Wir Menschen brauchen die Stille.

Wir brauchen sie, um innerlich zur Ruhe zu kommen. Wir brauchen Stille, um uns selbst bewusst wahrnehmen zu können. So kommen wir wieder ins Spüren. Ins bewusste Leben.

Denn, seien wir mal ehrlich, wenn wir uns in einer dauerhaften Geräuschkulisse befinden, dann können wir kaum uns selbst kennenlernen. Wir verhindern, dass wir mit uns selbst, unseren tiefsten Herzenswünschen in Kontakt kommen. Wir verhindern, dass wir unserer Seele Platz bieten, den Platz, den sie eben braucht, um sich wohlzufühlen.

Fortwährende Geräusche erfordern unsere Aufmerksamkeit. Ununterbrochen hören wir etwas. Das Radio läuft, der Fernseher ist an, YouTube-Videos laufen in Dauerschleife. Wenn nicht, dann quatschen wir mit jemandem. Oder denken. Ohne Punkt und ohne Komma. Kennst du dieses Phänomen, dass du dich regelrecht nach Ruhe sehnst? Nach innerlicher und äußerlicher Ruhe. Was übrigens vielen Menschen so geht. Gerade in fordernden Zeiten.

Was aber passiert, wenn wir uns Ruhe wünschen, ist meist dieses Szenario:

Du fühlst dich (über-)fordert oder gestresst und sehnst dich nach Ruhe. Wenn alles gut läuft, buchst du dir einen Termin, vielleicht bei einer Massage oder so etwas in der Art. Massagen beruhigen ja. Den Körper. Aber überlege mal, ist es in solchen Momenten wirklich RUHIG? Ich bin mir fast sicher, nicht. Denn meist sind dort viele Menschen, sie sprechen zwar leise miteinander. Aber sie sind da. Deine eigenen Gedanken ebenso. Sie laufen im Hintergrund weiter. Vielleicht läuft sogar leise Musik, die dich beim Ruhigerwerden unterstützen soll. Aber ist es wirklich leise? So richtig ruhig? Nein, ist es nicht. Es geht also bei einer bewussten Stille darum, erst einmal wahrzunehmen, welche Töne und Klänge wir denn alles hören. Sind es Geräusche von außen? Die Straße, Autos, Menschen, Vögel oder elektronische Töne, wie den Fernseher, das Radio oder Smartphones? Oder sind es innere, das Rauschen deines Blutes, dein Magen, die Flüssigkeiten in deiner Speiseröhre oder gar die Gedanken in deinem Kopf. Wir können die Außenwelt visuell ganz leicht aussperren. Einfach die Augen schließen. Das tun wir ja auch, wenn wir bei der Massage sind. Aber die Stille, die entsteht im Innen. Und zwar nur, wenn wir es üben. Und ich meine nicht, dass du nun dauerhaft mit Ohrenstöpseln rumlaufen sollst. Nein, es ist vielmehr das bewusste Wahrnehmen aller Geräusche im Außen und im Innen und dann das bewusste „Ausblenden" aller Geräusche, die du eben in diesem Moment nicht hören willst. Sicher, es ist wirklich nicht einfach, Geräusche auszublenden. Aber mit ein wenig und vor allem beständiger Übung klappt das eigentlich ganz gut. Alles, was du tun musst, ist dir in regelmäßigen Abständen ein paar Minuten Zeit zu nehmen, um bewusst zu lauschen. Und um bewusst auszublenden.

Mache dir bewusst, dass Stille Kraft hat. Kraft, die auch manchmal ein wenig einschüchternd sein kann. Denn wenn wir anfangen wirklich hinzuhören, hören wir vielleicht auch Dinge, die wir nicht wirklich gut finden. Wenn wir unseren Gedanken die Chance geben, wirklich gehört zu werden, kommen manchmal Gedanken auf, die uns ein wenig erschrecken können. Es kann sein, dass dann etwas auf dich einströmt, von dem du glaubtest, es wäre schon längst verarbeitet, was durch deine eigene Ablenkung nur nicht präsent war.

In der Stille kommt das Chaos im Kopf zur Geltung.

Meist ist auch genau das, warum das Meditieren schwerfällt. In der Ruhe der Meditation hören wir viel leichter die Stimmen in unserem Kopf. Weißt du, wie du sie beruhigen kannst? Einfach nur mit Übung. Und zwar regelmäßiger Übung. Es ist nämlich nicht so, dass andere das besser können als du. Vielmehr ist es so, dass sie es immer wieder ausprobiert haben, bis sie es geschafft haben, einen Moment in vollkommener Ruhe zu sitzen. Ein wenig wie Gitarre spielen. Ohne beständiges Üben wirst du nie die Akkorde spielen können. Dranbleiben ist also die Devise. Und ich sage dir, es lohnt sich! In jedem Fall. Denn nur, wenn wir Stille zulassen, lassen wir zu, wirklich hinzuhören. So kann es also passieren, dass du – wenn du die Stille zulässt – kräftiger und ruhiger aus dem Moment der Stille hervortrittst. Eine Art Neustart und Kraftgeber. Ein bewusstes Zurückziehen deines Hörsinns, um danach besser hören zu können. Einfach sein, nichts müssen. Einfach hinhören, ohne ein Ergebnis zu erwarten. Lauschen und beobachten. Ohne das Gefühl, die Stille sofort wieder füllen zu müssen. Du kennst doch sie, die Redewendung: Reden ist Silber, Schweigen ist Gold. Nutze dieses Gold, um deine Gedanken innerlich in die Spur zu bringen. In die richtige und vor allem bewusste Spur. Denn meist ist es so, dass unsere Gedanken ganz automatisch auf Autopilot laufen. Wenn du es aber schaffst, dich selbst zu entscheiden, was du denken willst, dann bist du dein eigener Herr und nicht der Diener deiner Gedanken.

Deine heutige Übung

Setze dich einen Moment hin. Oder lege dich hin, sodass du einen Moment hier ruhig sein kannst. Wenn im Sitzen deine Gedanken ununterbrochen bei deinem schmerzenden Rücken sind, dann ist das Liegen für den jetzigen Moment die bessere Wahl. Du kannst das ruhige Sitzen jederzeit üben. Setze oder lege dich also hin und schließe deine Augen. Nimm für einen Moment alle Geräusche bewusst wahr. Zuerst die am weitesten entfernten. Die außerhalb des Raumes, in dem du dich befindest. Höre genau hin. Einfach nur wahrnehmen, ohne bewerten. Wenn du ein Auto hörst, hörst du ein Auto. Punkt. Ohne dir Gedanken darüber zu machen, wo es hinfährt, ob es zu laut ist oder wo du später noch in deinem Auto hinfahren wirst. Einfach nur hören. Ohne beurteilen. Dann, nach einem kurzen Moment gehst du mit deiner Aufmerksamkeit zu allen Tönen und Geräuschen in dem Raum, in dem du dich befindest. Auch hier, einfach hören. Mehr nicht. Auch hier bleibst du einen Moment und wechselst danach zu allen Tönen deines eigenen Körpers. Alle anderen Geräusche blendest du aus. Du hörst nur in dich hinein. Vielleicht kannst du dein Herz schlagen hören. Dein Blut rauschen. Vielleicht hörst du deinen Bauch oder deine Gelenke. Hör genau hin. Und dann, nach einem weiteren kurzen Moment, blendest du sie alle aus. Die äußeren, die inneren Geräusche. Einfach alle. Und saugst die Stille als regelrechten Kraftanker auf. Diese Übung kannst du täglich wiederholen, wann immer du Sehnsucht nach Stille verspürst. Denk dran, es braucht manchmal einfach nur Wiederholungen, bis es gut funktioniert. Setzt dich nicht unter Druck. Auch ein Denken: „Ich kann das nicht" ist nicht zielgerichtet. Eine Umstellung der Gedanken auf: Heute kann ich es nicht, aber morgen vielleicht wäre bedeutend zielführender.

TAG 18
Schau mal!

Mit den Augen ist es genauso wie mit den Ohren. Wir gönnen den Augen zwar ab und an eine Pause, aber so richtig bewusst sehen wir leider viel zu selten. Ein achtsames Sehen, bewusstes Wahrnehmen deiner Umgebung, des Raums, in dem du dich befindest, der Menschen, mit denen du dich umgibst, kann eine wahre Wohltat sein. Aber auch Augenübungen, um die Muskeln und das reine Sehen wieder mehr wertzuschätzen, können einfach nur angenehm sein. Achtsam zu schauen, was um dich herum passiert. Halte inne und schau einmal ganz bewusst hin.

Deine heutige Übung teilt sich auf in 2

Setze dich aufrecht hin und richte deine Wirbelsäule von unten nach oben auf. Setze dich gern leicht erhöht auf ein Sitzkissen oder auch auf einen Stuhl, sodass du schön aufgerichtet sitzen kannst. Schließe für einen Moment deine Augen und atme ein paar Atemzüge tief in den Bauch ein und vollständig wieder aus. Nur einatmen und ausatmen. Nimm wahr, wie sich deine Schultern nach unten absinken können, wie du im Hier und Jetzt ankommst. Nur durch das bewusste Atmen. Reibe dann deine Hände kräftig vor dem Körper aneinander und lege die gewärmten Hände auf deine Augen. Nimm dort die Wärme und die fürsorgliche Berührung wahr. Öffne in die gewärmten Hände deine Augen. Vielleicht wiederholst du diesen Vorgang noch einmal. Lass deine Augen dann geöffnet, die Hände kannst du auf deinem Schoß ablegen.

Die Übung

Schaue mit deinen Augen geradeaus und dann abwechselnd nach rechts und links. Ohne den Kopf mitzubewegen. Nur die Augen bewegen sich. Rechts, links. Rechts, links. Rechts, links.
Rechts, links.
Wiederhole das ca. 8 Mal. Nur rechts, links.
Dann schaue wieder zur Mitte und bewege deine Augen von links oben nach rechts unten. Wiederhole dies 8-mal. Links oben nach rechts unten. Links oben nach rechts unten. Links oben nach rechts unten. Schaue wieder zur Mitte und dann von rechts oben nach links unten. Wiederhole dies 8-mal. Rechts oben nach links unten, rechts oben nach links unten, rechts oben nach links unten.

Schaue wieder zur Mitte und dann von oben nach unten. Wiederhole dies 8-mal. oben nach unten, oben nach unten, oben nach unten.
Schaue wieder zur Mitte und lasse dann deine Augen kreisen. Stell dir in deinen Gedanken eine liegende 8 vor. Umkreise die 8 mit deinen Augen, ohne den Kopf zu bewegen. 8-mal in die eine Richtung, 8-mal in die andere Richtung.

Schaue dann wieder zur Mitte und fokussiere mit den Augen einen Punkt in der Ferne (ca. 2–3 Meter) und wechsle zu einem Punkt in der Nähe (ca. 30 cm.) Fern, nah. Fern, nah. Fern, nah. Wiederhole dies 8-mal.

Schließe dann deine Augen und spüre nach. Reibe deine Hände kräftig aneinander und lege sie über die Augen. Nimm die Wärme wahr, die Berührung. Öffne in die gewärmten Hände deine Augen. Namastè.

Nama – verbeugen

as – ich

tè – du

Ich verbeuge mich vor dir

Diese wunderbare Augenübung wirkt reinigend und klärend. Sie macht den Blick klar und wach. Du kannst sie täglich in deinen Alltag einbauen. Denk aber immer daran. Alle Übungen sollten sich stets gut anfühlen.

TAG 19
Bewusstes Zuhören

Achtsames Zuhören ist eine wirkungsvolle Übung, die wir jederzeit – auch im Alltag – praktizieren können. Geräusche und Töne bewusst wahrnehmen hast du ja schon geübt. Heute geht es darum, deinem Gegenüber bewusst zuzuhören. Und auch deinen eigenen Worten den Raum und den Rahmen zu geben, die sie verdient haben. Ist dir bewusst, dass wir alle während unserer Gespräch viel zu oft mit den Gedanken woanders sind? Dass wir oft zuhören und gleichzeitig ein wahres Gedankenkarussell in unserem Kopf stattfindet. Dass wir versuchen Lösungen zu formulieren, wenn wir von einem Problem hören. Dass wir nach eigenen Worten suchen, während unser Gesprächspartner sich uns offenbart. Kennst du diese Gespräche, in denen du regelrecht plapperst, reden um des Redens willen? Oder sind deine Worte weise gewählt. Sind die deines Gegenübers wichtig und müssen gehört werden? Bewusstes Zuhören ist ein tolles Tool, um wirklich im jetzigen Moment zu sein. Deine Gespräche achtsam zu gestalten, ein Gespräch auf Augenhöhe, ein Zuhören ohne Zwischengedanken, das ist wirkliches Hören.

Deine heutige Übung ist ebenso leicht wie schwer

Achte einmal während deiner Gespräche darauf, was du während der Gespräche denkst. Bist du fokussiert auf das reine Gespräch? Auf die Worte deines Gegenübers? Oder läuft dein Gedankenkarussell auf Hochtouren? Bleibe während des Gesprächs beim Gespräch. Du musst keine Lösungen aufweisen, keine Ratschläge parat haben. Du musst gar nichts … außer zuhören.

Eine Idee, wenn du merkst, dass deine Gedanken abdriften. Sage dir in deinen Gedanken: Ich höre zu. Oder: Ich empfange. Denn das ist es, was du tust. Du empfängst die Worte deines Gesprächs. Nur empfangen. Du bist erst der/die Sender/in, wenn du redest. Solange du zuhörst, bist du die/der Empfänger/in. Nur empfangen. Nur hören. Nicht denken, nicht nachdenken. Höre heute einmal wirklich nur zu.

TAG 20
Ich spüre und fühle in mich hinein

Achtsames Fühlen. Wie schaffen wir es, mit unseren eigenen Gedanken und Gefühlen achtsam umzugehen? Wie können wir Gefühle bewusst wahrnehmen und liebevoll auf sie reagieren? Kennst du die alten Glaubenssätze: Sei nicht traurig. Bremse deine Wut. Glücklich sein ist wichtig. Wie aber wäre es, wenn all deine Gefühle sein dürften. Ohne Hemmungen, dafür mit dem Bewusstsein, dass sie zu dir gehören. Wichtig und richtig sind. Gefühle machen uns aus und viel zu oft schlucken wir sie runter, fressen sie in uns hinein oder packen wir sie in eine Kiste. Zugeschlossen und versperrt. Denkst du, Glück ist die oberste Priorität? Empfindest du es als Last, wenn es dir einmal nicht gut geht. Machst du dann auch dich dafür verantwortlich und ziehst dich mit deinen eigenen Gedanken noch weiter runter? Das muss doch nicht sein. Denn alle Gefühle gehören zu uns.

Ganz gleich, ob du sie positiv oder negativ empfindest. Oder sie weder gut noch schlecht zuordnen kannst. Alle Facetten deiner Gefühlswelt gehören zu dir.

Amüsiert, aufgedreht, ausgelassen, ausgeruht, beflügelt, begeistert, beschwingt, bewegt, bezaubert, dankbar, einfallsreich, empfänglich, energiegeladen, energisch oder erfreut, erstaunt, euphorisch, fasziniert oder frei, friedlich, froh, gelassen, GLÜCKLICH, heiter, hocherfreut,

kraftvoll, kontaktfreudig, kommunikativ, konstruktiv, lebendig oder lebensfroh. Aber auch locker, lustig, motiviert und munter, mutig, nachdenklich, neugierig, ruhig, sorglos, sorgenvoll, spontan, selbstsicher, stolz, zuversichtlich, unbeschwert, überrascht oder verblüfft, verzaubert, verzückt und wohlig.

Wie fühlst du dich, zuversichtlich oder beängstigt? Befangen oder befremdet, beklommen, belastet, bedrückt? All deine Gefühle gehören zu dir.

Deine heutige Übung

Setz dich aufrecht hin und spüre in dich hinein. Welche Gefühle kannst du wahrnehmen? Wo kannst du sie im Körper spüren? Wenn du glücklich bist, vielleicht in den Mundwinkeln und der Brust. Wenn du traurig bist, vielleicht in den Schultern? Was kannst du fühlen? Wie äußert sich das in deinem Körper. Spüre einmal in dich hinein. Und lade alle Gefühle bewusst ein. Erlaube dir zu fühlen. Egal, ob „negative“ oder „positive“ Gefühle. Alle dürfen gefühlt und gesehen werden.

Dann, nach einem kurzen Moment des achtsamen Spürens, entscheide dich in deinen Gedanken: Wie willst du dich JETZT gerade fühlen? Sprich einen kurzen und prägnanten Satz.

Im Yoga nennen wir so einen Satz Sankalpa.

Und sag ihn innerlich 3-mal hintereinander in deinen Gedanken. Voller Inbrunst und voller Bewusstsein, dass dieser wahr werden wird. Dann wähle dazu die passende Körperhaltung. Wenn du beispielsweise Stolz fühlen willst, strecke den Rücken durch und fokussiere deinen Blick. Als hättest du etwas richtig Tolles erreicht. Wenn du dich glücklich fühlen willst, dann hebe die Mundwinkel, richte die Wirbelsäule auf und lächle. Wenn du dich traurig fühlen willst, dann ist auch das ok. Vollkommen ok. Für den jetzigen Moment. Nimm die Traurigkeit auf und mach dich vielleicht dazu passend körperlich klein und rund. Nimm es auf und lasse die Gefühle zu.

Nach einem Moment des Fühlens tauche wieder auf in dem jetzigen Moment und integriere das Gefühl, welches du in den Tag mitnehmen willst.

Übrigens, wenn du einmal Gefühle wahrgenommen hast und sie gerade in der Situation nicht brauchen kannst, dann überlege dir doch einmal eine Körperhaltung oder Bewegung, wie du sie loswerden kannst. Das kann sein, dass du Wut einfach rausboxt oder Zweifel einmal mit den Händen fortwischst, dass du Unsicherheit zur Seite trittst oder ganz schlicht Trübseligkeit einmal ausgleichst mit Freude oder einem Tanz.

All feelings welcome. Aber genau dann, wann und wie du es willst.

TAG 21
So nutze ich meine eigenen Kraftquellen

Welches sind die Dinge, die dir Kraft und Energie geben? Welches die Dinge, die dir Energie ziehen? Schau einmal genau hin und tausche die Energieräuber in Energiequellen aus. In deinem Alltag gibt es viele Dinge, die einfach guttun. Schau einmal genau hin und spüre in dich hinein. Was ist es?

Wir alle fühlen uns manchmal gut und manchmal eben nicht. Gestern gerade haben wir darüber gesprochen. Du weißt nun, alle Gefühle sollten stets willkommen sein. Aber manchmal reicht es eben nicht, Gefühle nur zuzulassen und zu fühlen. Manchmal müssen wir unsere Kraftquellen nutzen, um wieder mehr Energie zu erhalten. All der Zeitdruck, all die Hetze. All der Druck des Jobs und der Zeitmangel, den wir haben. Das bedarf eines Ausgleichs. Einer Quelle der Kraft, die Energie bringt. Hast du einmal herausgefunden, welche Dinge dir Kraft geben und welche dir Energie ziehen?
Energieräuber sind oft einfacher zu erkennen als die Quellen, die uns Energie geben. Oder, besser gesagt, die Energieräuber sind viel öfter in unserer Nähe als die Kraftquellen. Denn die müssen wir meist gezielt aufsuchen, um sie als Quell zu nutzen. Besonders Menschen, die Beruf und Familie unter einen Hut bringen müssen, stehen oft unter Zeitdruck. Viele haben zwar einen ausgefüllten

Alltag, meist ist er aber einfach nur das. Ausgefüllt. Nicht erfüllt. Viele der Tätigkeiten sind unbeliebt und werden als anstrengend wahrgenommen. Was wir tun können, ist einerseits den Druck rauszunehmen. Andererseits die Gedanken umstellen (s. Beispiel mit der Spülmaschine). Was wir aber auch tun können, ist Kraftquellen gezielt zu nutzen, um mehr Energie im Alltag zu finden. Nicht nur dein Körper braucht Nährendes zum Wohlfühlen, auch deine Seele braucht „Nahrung". Und vielleicht kennst du ja auch das: Du weißt, dass deine Seele diese Nahrung braucht und trotzdem. Trotzdem liegt das Wissen darum nicht auf deiner Prioritätenliste ganz oben.

Was du tun kannst, um diese wichtige Liste zu überarbeiten? Nimm einmal bewusst wahr, was dir guttut. Was gibt dir Energie, was zieht dir Energie? Überprüfe dabei bewusst im Hier und Jetzt und nicht mit den Empfindungen deiner Vergangenheit. Manchmal gehen diese nämlich stark auseinander. Ein simples Beispiel ist: Stell dir vor, du musstest in der Schule einen Aufsatz vortragen. Du warst aufgeregt, selbstverständlich. Hast dich ein paar Mal verhaspelt und hast eine weniger gute Note dafür erhalten. Das Thema, über das du berichten solltest, war dir nicht wirklich wohlgesonnen. Du fandest es eher langweilig.
Wie du dich danach gefühlt hast? Du hast das Gefühl, Vorträge halten sind nicht dein Ding. Das kannst du nicht gut. Da bist du dann immer aufgeregt und immer verhaspelst du dich, immer bist du darin nicht gut und fühlst dich hinterher energielos.

Was aber wäre, wenn du im Hier und Jetzt einen Vortrag über dein Herzensthema vorstellen müssest. Meinst du, das Gefühl hinterher wäre genau dasselbe? Meinst du, du würdest dich verhaspeln und schlecht fühlen. Ich meine nicht. Denn erstens liegt dir das Thema im Herzen, zweitens bist du in einer komplett anderen Situation. Vielleicht sind die Zuhörer an dem Thema ebenfalls interessiert und stellen die passenden Fragen. Vielleicht ist der Rahmen ein ganz anderer. Du hast Unterstützung, visuell oder elektronisch. Vielleicht, vielleicht, vielleicht. Vielleicht ist dein Gefühl nach diesem Vortrag eher euphorisch und glücklich als beschämt und energielos.

Anderer Tag, anderer Moment. Anderes Gefühl. Daher spüre einmal bewusst im Hier und Jetzt, was tut dir gut. Was nicht?

Deine heutige Aufgabe

Notiere dir deine Energieräuber und deine Kraftquellen. Nimm dir ein schönes Notizbuch, mache eine Liste. Was tut gut, was nicht. Und vor allem: Wann bist du in welcher Situation? Wann nimmst du dir Zeit, Kraftquellen aufzusuchen? Wann bist du – eventuell unbewusst – in Situationen ausgeliefert, die dir nicht guttun. Oder Menschen oder Gespräche. Nimm es einmal bewusst wahr und notiere dir diese Momente.

Nimm dir dafür ca. 15–30 Minuten Zeit. Schreibe alles auf, was dir guttut. Scanne deinen Alltag, dein gesamtes Leben und nimm wahr.

Kraftquellen können ganz unterschiedliche Dinge sein. Sie sind individuell. Einzigartig.

Hier ein paar Ideen:

- Ein gutes Buch
- Eine regionale und frische Mahlzeit
- Ein Glas Tee
- Ein Treffen mit Freunden
- Ein bestimmter Ort, die Hängematte, der Strand oder der Wald.
- Eine Blumenwiese, frische Blumen im Garten, bestimmte Erlebnisse oder die Morgenruhe. Was tut dir gut?

Geräusche im Wald, Spazierengehen alleine, der Blick in die Ferne oder einfach mal die Füße hochlegen. Was genau ist es? Notiere dir all deine Kraftgeber, sodass du jederzeit darauf zurückgreifen kannst. Wann immer du das Gefühl von Kraftlosigkeit verspürst, ziehe deine Liste zu Rate und tanke auf. Im Idealfall spürst du aber schon vor dem Leerfühlen, dass deine Batterien Kraft brauchen. Denn so ist es meist bedeutend leichter, Kraft und Energie wieder aufzuladen. Wenn deine Reserven erschöpft sind, dann braucht es schon Kraft, nur die Kraft aufzutanken. Denk einmal darüber nach.

Achte auf deiner Liste einmal auf die kleinen Momente, die du jederzeit mit Leichtigkeit in deinen Alltag integrieren könntest. Nutze diese täglich, um für deinen fordernden Tag Kraft zu haben. Und wenn es ist, dass du zu lauter und schöner Musik durch deine Wohnung tanzt.

TAG 22
Nun manifestiere ich alles, was ich schon integriert habe

Wenn du Achtsamkeit in deinen Alltag integrieren willst, kann dich die Manifestation dabei unterstützen. Etwas – noch – nicht Vorhandenes in dein Leben integrieren. Manifestieren, was Wirklichkeit werden darf, und Träume, Wünsche und Ziele Realität werden lassen. Spüre die Kraft deiner eigenen Gedanken. Triff eine bewusste Entscheidung und spüre, wie dein Körper dich unterstützt, diese Wirklichkeit werden zu lassen.

Wahrscheinlich hast du vom Manifestieren schon gehört. Hier werden deine Wünsche direkt in dein Unterbewusstsein integriert. Für die Manifestation ist es wichtig zu erkennen, dass wir mehrere Bewusstseinsebenen haben. Zum einen ist es das Unterbewusstsein, zum anderen das Bewusstsein und das Überbewusstsein. Diese sind vergleichbar mit den Schlafzuständen Traumphase, Wachphase und Tiefschlafphase.

Diese sind vergleichbar mit den Schlafzuständen Traumphase, Wachphase und Tiefschlafphase.

Das Unterbewusstsein zeigt uns alle Konditionierungen, die wir früh gelernt haben. Aber auch tiefliegende Muster, die wir im wachen Zustand nicht wahrnehmen können. Das Bewusstsein trennt unser Unterbewusstsein und das Überbewusstsein voneinander. Hier finden wir unseren analytischen Verstand.
Das Überbewusstsein, hier können wir Einfluss auf unser Unterbewusstsein nehmen. Diesen Zustand erreichen

wir beispielsweise durch Meditation. Hier können neue Programmierungen stattfinden.

Wir leben zum Großteil aus dem Unterbewusstsein heraus, können aber Veränderungen durch Manifestation in unser inneres System integrieren.
Dazu ist es wichtig, erstmal zu erkennen, was sich alles schon in deinem Unterbewusstsein zeigt. Das zentrale Thema hier ist die Innenschau. Finde heraus, was ist und was sich ändern darf. Durch das Erinnern dessen, was ist, und wiederholen dessen, was sein darf (neue Gedanken und Verhaltensweisen), können diese mit deinem Nervensystem verbunden werden und konditionierst auf diese Weise deine Zukunft neu. Auch hier gilt, je regelmäßiger und öfter du übst, desto stabiler werden neue und positive Verhaltensmuster in deinem Alltag sichtbar.
Durch das Einüben neuen Sichtweisen, durch das Darüber-Nachsinnen und Fühlen, wer und wie du wirklich sein willst, werden neue Automatismen im Körper manifestiert.
Manifestiere dir dein Leben, wie es dir gefällt. Fühle die Emotionen, die du fühlen willst. Kreiere dir deine Zukunft, wie sie dir guttut. Und zeige Verständnis dir selbst gegenüber, immer dann, wenn du in alte Verhaltensmuster zurückverfällst.

Deine heutige Übung

Nimm wahr, was ist und was sein darf. Wiederhole in deinen Gedanken dazu einen passenden Satz. Lass ihn so detailgetreu wie eben möglich sein. Beispielsweise:
Durch … werde ich … und dabei fühle ich mich …

Es ist am wichtig, dass du selbst daran glaubst. Wie ein gutes Omen. Sodass dieser Wunsch real werden kann. Und wann immer du daran denkst, wiederhole diesen Satz in deinen Gedanken.
Es macht absolut Sinn, auf ebendiesen einen Satz zu meditieren. 10 oder 15 Minuten still zu sitzen und diesen einen Wunsch, deinen Satz in den Gedanken zu wiederholen. Immerfort.

Ein paar Tipps dazu?

- Lass dir Zeit. Lass dir Zeit herauszufinden, wie dein Satz lauten darf.

- Sprich darüber. Was wünschst du dir? Rede mit Freunden, Familie darüber. Verinnerliche deinen Wunsch tief in deinem Herzen.

- Sei dennoch entspannt dabei. Verkrampfe nicht, sondern lass ihn ein wenig ziehen. Voller Gewissheit, dass es eben eintreffen wird.

- Wiederhole in deinen Gedanken, immer wenn du daran denkst:

- Durch … werde ich … und dabei fühle ich mich …

Es ist keine Magie, sondern eher eine Art Wunschdenken. Positiv, prägnant und unerlässlich. So kann dein Wunsch Wirklichkeit werden.

TAG 23
Gibt es bei mir alte Glaubenssätze

Alte Glaubenssätze hemmen und bremsen uns, im Alltag und im Vorankommen. Sie hindern uns viel zu oft daran, glücklich zu sein. In Familie, im Job, im Alltag. Achtsam mit sich selbst zu leben bedeutet, genau hinzusehen und hineinzufühlen. Was ist im Hier und Jetzt wichtig, was darf bleiben, was darf gehen.

Wir alle haben sie, diese alten Glaubenssätze, die uns zum Teil dienlich sind. Zum Teil aber auch nicht. Unbewusste Gedankenmuster, die wir oftmals schon als Kind verinnerlicht haben. Meist von anderen übernommen, ohne darüber nachzudenken. Im Laufe unseres Lebens dann wurden sie zu uns. Sie sind uns in Fleisch und Blut übergegangen und machen viele unserer heutigen Entscheidungen aus. Sie können uns hemmen und bremsen, vor allem dann, wenn sie tief in unserem Unterbewusstsein schlummern. Und vielleicht kennst du das: Bei allen anderen scheint es nur so zu laufen. Bei dir nicht. Es fühlt sich schwerfällig an, als würde dich etwas ausbremsen. Genau da sind oft alte Glaubenssätze verankert. Diese inneren Überzeugungen, die uns ausmachen. Von den Eltern übernommen, von den Lehrern anerzogen, von Freunden geprägt und im Alltag gelebt. Sind sie dir dienlich? Oftmals leider so überhaupt nicht. Diese Lebensregeln, die wir uns auferlegt haben, ohne darüber nachzudenken, bremsen uns. Sie machen das Leben weder einfacher noch schöner. Das, was sie aber machen, ist: Sie sorgen für ein Schubladendenken. Sie sortieren innerhalb von Sekunden unser Sein und unsere Gedanken. In Gut und Schlecht, in mag ich oder mag ich nicht. Ohne dass es tatsächlich genauso einsortiert wäre, wenn wir bewusst darüber nachgedacht hätten. Hierbei können wir unterscheiden. In positive und negative Glaubenssätze. Wenn wir davon ausgehen, dass das Leben es immer gut mit uns meinen wird, ist dies sicherlich von Vorteil. Wenn es aber Sätze sind wie: „Das kann ich sowieso nicht“, dann merkst du schnell, dass es der Situation nicht dienlich ist. Negative Überzeugungen und Glaubenssätze behindern und bremsen uns. Sie bremsen uns regelrecht aus. Tief in uns verwurzelte Glaubensätze, die sich in uns manifestiert haben, haben eine negative Auswirkung auf unser Leben. Immer wieder. Daher ist es doch unbedingt empfehlenswert, sie in positive umzuwandeln. Oder was meinst du?

Hier ein Beispiel

Als Kind hörst du immer wieder: „Ach, das schaffst du sowieso nicht. Dafür bist du viel zu klein.“ Egal, wann du etwas Ungewohntes neu lernen willst, immer wieder sagt dir jemand, dafür seist du zu klein. Dann wird sich - ganz unweigerlich - dieser Satz in deinem Gehirn einprägen. Du wirst das Gefühl haben, du bist du klein. Immer und immer wieder. So oder so ähnlich prägen sich Sätze in dir ein. Durch Wiederholungen, ähnlich wie bei dem Manifestieren.

Einer Studie der Harvard Universität zufolge hören wir bis zu unserem 18. Lebensjahr ca. 180.000 negative Suggestionen.[14]

Dies sind meist Sätze, wie:

14 Studie der Harvard Universität/The pragmatism as a principle and method of right thinking

Du kannst das nicht.
Du bist zu klein, zu groß, zu dick, zu dünn.
Zu laut, zu leise, zu schüchtern, zu ungeschickt.
Diese gesamten „Zus" sind es, die unser Leben schwer machen.
Du bist nämlich weder zu klein noch zu groß noch zu dick oder dünn … Du bist goldrichtig, wie du eben bist.

Wer alles Einfluss auf unsere Glaubenssätze haben kann? Eltern & Geschwister, Großeltern & Verwandte, Lehrer/innen & Erzieher/innen. Aber auch Freunde & Bekannte oder die Gesellschaft.
Suggestionen mit Bewertung, die durch immer wiederkehrende Wiederholungen zu unseren Glaubenssätzen werden, verinnerlichen sich in unserem inneren System. Bis wir selbst davon überzeugt sind, dass es eben ist, wie es ist. Überzeugungen über uns, über die Welt, über das Leben. Die wir von anderen Personen übernommen haben, ohne sie je in Frage gestellt zu haben.
Je mehr wir sie hören, je öfter wir sie selbst denken, desto tiefer und fester sind sie in uns verwurzelt. Desto öfter auch werden wir uns entsprechend verhalten. Im schlimmsten Fall entsteht so ein Kreislauf, aus dem wir nur schwer wieder ausbrechen können.
Glaubenssätze beeinflussen unser Denken, unser Handeln. Sie sind es, die unsere Erlebnisse prägen.
Daher ist es so wichtig herauszufinden, welche Glaubenssätze dich einschränken. Entlarve sie und finde heraus, ob sie zu dir und deinem jetzigen Leben passen.
Wo beeinflussen sie dich und wobei wirst du diese Bremse des Lebens spüren?

Deine heutige Übung

Achte in den kommenden Tagen mal darauf, wann du Verallgemeinerungen nutzt.

Immer, alle, nie, jeder, keiner. Sowieso ist auch ein super Schlüsselwort. Aber auch das kleine „zu“. Überprüfe dann deine Aussage: wirklich immer? Wirklich nie? Bist du wirklich „zu“ …?

Im 2. Schritt überprüfe einmal unterschiedliche Bereiche deines Lebens. Wo läuft es gut, wo nicht? In welchen Bereichen läuft es gerade so überhaupt nicht gut? Beziehung, Geld, Job? Wo gibt dir das Leben die schwersten Hürden und das immer wieder? Nimm es einmal wahr und überprüfe genau in dem Bereich deine Glaubensätze. Gibt es welche, die dich da ausbremsen? Kannst du einschränkende Gedanken wahrnehmen?
Hinterfrage auch einmal deine Ziele und Träume. Was hält dich davon ab diese zu leben? Auch hier verstecken sich oft alte Glaubensätze.
Schreibe dir auf deine Liste diese einschränkenden Sätze, die du bei dir erkennen kannst.
Ich bin nicht gut genug.
Ich habe das nicht verdient.
Ich bin zu dumm, zu klein, zu dick, zu viel, zu wenig.
Geld allein macht nicht glücklich.
Übermut tut selten gut.
Das Leben ist kein Ponyhof.
Es ist nicht alles Gold, was glänzt,
Wer schön sein will, muss leiden.
Im Leben bekommt man nichts geschenkt.

Geh dann einmal in dich hinein und hinterfrage diese Glaubenssätze, entkräfte sie und wandle sie um. In positive Formulierungen ohne Verallgemeinerung.

Fragen, die dazu passen, sind:
Ist es wirklich so? Ist es bei allen so? Stimmt das überhaupt?

Formuliere Sätze um, wie zum Beispiel:

ich bin nicht gut genug

in

ich bin vollkommen in Ordnung, wie ich bin.

Auch hier gilt. Wiederholungen tun gut. Du wirst sicher nicht mit einem einmaligen Sagen eines positiven Satzes all die Wiederholungen aus der Vergangenheit einfach vergessen.

Denk immer dran: In welche Richtung du gehen möchtest, entscheidest du allein. Und genau deshalb macht es so viel Sinn, alte Glaubenssätze zu hinterfragen. Sind sie doch nicht aus dir entstanden, sondern von anderen an dich herangetragen.

TAG 24
Was es bedeutet, glücklich zu sein

Glück als Schlüssel zum Erfolg? Glück als oberstes Ziel des Lebens? Was bedeutet es, glücklich zu sein und wie kann ich dieses Gefühl erreichen? Woran messe ich Glück überhaut und brauch ich Glück, um glücklich zu sein? Allen voran, glücklich zu sein bedeutet nicht, jeden Tag rund um die Uhr ein Lächeln auf den Lippen zu tragen. Grundsätzlich glücklich sein kannst du auch, wenn du ab und an Tage hast, an denen du die Wände hochgehen könntest.

Glück hängt nämlich weniger von den Umständen ab, sondern vielmehr von deiner Grundeinstellung. Glück als oberste Priorität? Sicherlich keine wünschenswerte Situation. Denn, wenn wir nie traurig sind, können wir das Glücklichsein viel weniger wertschätzen. Das grundlegende Gefühl ist das, was zählt. Das kann eine Art Zufriedenheit sein, es kann das Glücklichsein sein. Alle anderen Gefühle sind aber mindestens genauso wichtig. Wir haben ja bereits darüber gesprochen

Was macht dich denn wirklich glücklich? Gesundheit, ein sicheres Einkommen, Familie? Was passiert, wenn ein oder mehrerer dieser Bereiche plötzlich Veränderungen bereithalten. Bist du dann nicht mehr glücklich? Aus Sicht der Achtsamkeit kannst du beides. Ein tiefes Grundgefühl von Glücklichsein oder eben Zufriedensein leben und fühlen und dennoch ab und an mal traurig sein oder wütend oder genervt. Denk dran, *all feelings are welcome*. Die Frage heute aber ist, wie willst du dich grundsätzlich fühlen? Die innere Haltung ist das, was wirklich ausmacht, wie du dich fühlst. Hier entsteht wahres Glück. Das Gute ist, für jeden von uns bedeutet Glück etwas vollkommen anderes. Jeder von uns hat ein ganz individuelles Empfinden von Glück. Überprüfe einmal, was dieses Grundgefühl, die innere Einstellung für dich ausmacht. Ist es vielleicht ein selbstbestimmtes Leben, ein eigenes Treffen von Entscheidungen oder ist es ein Miteinander und das Zusammensein von sozialen Kontakten. Können wir eigentlich ein Grundgefühl von Glücklichsein auch manifestieren und anziehen? Ein klares Ja. Für ebendieses Empfinden gehört auch dazu, dankbar zu sein. Wenn wir uns immer wieder nach etwas sehnen, was wir nie haben können, werden wir nie glücklich sein. Wenn wir es aber schaffen, dankbar auf das zu schauen, was wir haben. Dann haben wir eine reelle Chance, Glück zu spüren. Ebenso das Neiden. Neidisch zu sein kann niemals glücklich und zufrieden machen. Sich immer im Mangel zu fühlen, schürt eher das Gegenteil. Fokussiere dich daher auf das Positive, das, was da ist und nicht auf das, was fehlt. Nimm bewusst wahr, wie viele Dinge du besitzt, wie viele liebe Menschen um dich herum sind, wie viele großartige Situationen und Momente du erleben darfst. Nicht darauf, was du alles verpasst hast oder wenn du alles nicht kennst. DAS bringt dir im Endeffekt nur ein ungutes Gefühl. Wenn du dich erinnerst an die vergangenen Tage. Frage dich: Wie will ich mich fühlen? Und ich bin mir sicher, dass wir nicht neidisch oder unglücklich sein.

Deine heutige Aufgabe

Schreibe ein Dankbarkeitstagebuch. Halte deine dankbaren Momente fest. Es bietet sich an, abends – vor dem Schlafengehen – 5 Sachen zu notieren. 5 Momente, Begegnungen oder Worte, die dich heute glücklich und dankbar gemacht haben. Sauge diese Momente auf. Schon allein dadurch, dass du darüber nachdenkst, nimmst du diese positiven Momente viel bewusster wahr. Durch das Aufschreiben verstärkst du sie noch einmal. Ein tägliches Aufschreiben bietet sich an, dieses Wiederholen manifestiert noch einmal das Gefühl von Dankbarkeit. Tief in dir drinnen kann so ein zufriedenes und glückliches Grundgefühl herbeigeführt werden.

Grundsätzlich gilt natürlich: Je weniger Stress du hast, desto zufrierender kannst du dich fühlen. Wenn du dauerhaft angespannt bist, hat ein glückliches Gefühl es schwer, sich in dir auszubreiten. Ich empfehle dir Yoga. Yoga in all seinen Facetten. Wusstest du, dass Yoga, das zur Ruhebringen der Gedanken, im Geist ist? Nicht die fancy Yoga Haltungen, nicht das stundenlange stille Sitzen in der Meditation. Yoga ist schlicht das Zur-Ruhe-Bringen der Gedanken im Geist. Mit Asana Praxis, also den Haltungen und der Meditation, also der Stille in den Gedanken führen wir genau das herbei.

Yoga kann dynamisch, aber auch ruhig sein. Kann entspannen, dehnen und kräftigen. Es kann verspielt sein und statisch. Es gibt so viele unterschiedliche Techniken und Ausführungen, da ist für jeden was dabei. Meine Empfehlung: Probiere ein paar unterschiedliche Stunden aus. Verschiedene Lehrer:innen, andere Yoga-Stile, bis du den für dich passenden gefunden hast. Und wenn du dich körperlich eingeschränkt fühlst, Bauch im Weg, zu unbeweglich, zu ungelenkig, dann denk wieder daran, diese ganzen „Zus“ sind nicht ausschlaggebend. Denn jeder Körper ist einzigartig und darf daher auch einen ganz einzigartigen Yoga ausüben. Und wenn es „nur“ ist, dass du bewusst atmest. Auch das ist Yoga.

Hier eine schöne Übung für jedermann

Stelle dich aufrecht hin. Die Füße sind hüftschmal auseinander. Richte die Wirbelsäule von unten nach oben auf und atme. Atme tief in den Bauch ein und aus.
Nimm dann deine Hände vor der Brust zusammen ins Namastè und hebe die Arme mit der Einatmung über den Kopf. Mit der Ausatmung nimm sie wieder vor dem Brustkorb zusammen. Einatmen, Arme heben, der Blick geht hoch zu den Händen. Ausatmen, Arme senken, der Blick geht Richtung Brustkorb.

Wiederhole das ein paar Mal und verbinde so die Atmung mit der Bewegung. Spüre, wie du mit jedem tiefen und gleichmäßigen Atemzug ruhiger und ruhiger in deinen Gedanken wirst. Entspanne die Schultern, den Nacken, den Kiefer, die Stirn. Ohm.

TAG 25
So atme ich

Unsere Atmung ist Lebensenergie. Für den Körper überlebenswichtig, für die Seele ebenso. Frischer Sauerstoff reguliert unsere körpereigenen Prozesse und unser Stressempfinden. Bist du angespannt und unter Druck, atmest du flach und kurz, bist du entspannt und zufrieden, atmest du tief und vollständig. Atme tief durch und lausche in dich hinein. Erinnere dich – die Atmung ist wie ein guter Freund, immer für dich da. Mit der Atmung kannst du unterschiedliche Dinge beeinflussen. Du kannst dich wärmen oder abkühlen. Du kannst Energie erhalten oder dich beruhigen. Du kannst dich aufheitern oder Verspannungen „wegatmen". Du kannst mit diesem einfachen Tool, welches du immer bei dir hast, so vieles bewirken. Bewusst zu atmen ist wohltuend und einfach. Auch hier gilt, übe oft und beständig. Achte auf deinen Körper und forciere nichts. Alles sollte sich stets gut anfühlen. Jederzeit.

Deine heutige Übung

Die tiefe Bauchatmung. Du weißt ja, es ist eine einfache und dennoch effektive Atemtechnik, die dazu beitragen kann, deinen Geist zu beruhigen.

Es werden 3 Atemräume miteinander verbunden. Idealerweise führst du sie im Sitzen oder im Liegen aus.

- Setze dich in den Schneidersitz oder einen anderen bequemen Sitz mit aufgerichteter Wirbelsäule oder lege dich auf den Rücken.

- Lege deine Hände auf den Bauch und spüre ein paar Atemzüge in deine Atmung hinein.

- Lege dann die Hände auf deine Rippenbögen links und rechts am Brustkorb und spüre ein paar Atemzüge in deine Atmung hinein.

- Lenke nun die Atmung bewusst über den Brustkorb in den Bauchraum hinein (Brustkorb hebt sich, dann hebt sich die Bauchdecke).

- Atme langsam wieder aus. Zuerst senkt sich die Bauchdecke, dann leert sich der Brustkorb.

- Stell dir dabei vor, du dehnst an der jeweiligen Stelle den Bereich aus wie beim Aufblasen eines Luftballons.

- Stell dir vor, wie du mit jeder Einatmung neue und frische Energie tankst, mit der Ausatmung alles rauslässt, was du jetzt nicht brauchst.

- Die Ausatmung darf gern langsam und ruhig sein.

- Du kannst diese Technik auch ausweiten.

- Mit der Einatmung tief in den Bauch und den unteren Rücken atmen.

- Mit der Ausatmung wieder leer werden.

- Mit der Einatmung tief in den Bauch und den Beckenboden atmen.

- Mit der Ausatmung wieder leer werden.

- Mit der Einatmung tief in den Bauch und die Organe atmen.

- Mit der Ausatmung wieder leer werden.

- Mit der Einatmung tief in den Bauch und die Extremitäten atmen

- Mit der Ausatmung wieder leer werden

Probiere einmal, während du liegst bzw. sitzt und atmest, deine Einatmung dort hinzuschicken, wo dein Körper gerade Aufmerksamkeit braucht. Es kann sein, dass du den Rücken spürst, oder dass es ein Teilbereich deines Körpers ist. Atem genau dorthin, spüre in deinen Körper. Kannst du Verspannungen lösen? Kannst du Blockaden aufheben? Kannst du deinen Körper mit deiner Atmung das geben, was er gerade im Hier und Jetzt braucht?

TAG 26
So bewege ich mich

Achtsame Bewegungen in Alltagsabläufe zu integrieren, ist ein wichtiger Schritt, um Bewegungen als heilsam zu empfinden, Bewegungen nicht als schwer und anstrengend zu sehen, sondern sie als solches wahrzunehmen, was sie wirklich sind. Eine wahre Kraftquelle. Darüber haben wir ja bereits gesprochen. Heute zeige ich dir einige praktische Übungen, die du gern abwechselnd oder täglich ausüben kannst. Alles, was du dafür brauchst, sind bequeme Kleidung und ein wenig Platz.

Stell dich auf deine Matte (wenn du eine Yogamatte hast. Ansonsten geht es auch ohne!). Deine Füße sind hüftschmal auseinander, die Fußaußenkanten parallel zueinander. Richte die Wirbelsäule von unten nach oben auf. Deine Schultern sinken nach hinten und unten. Atme tief und vollständig durch die Nase ein und aus. Mit jeder Ausatmung entspannst du deine Schultern.

Nimm dann deine Hände vor der Brust zusammen ins Namastè und hebe die Arme mit der Einatmung über den Kopf. Mit der Ausatmung nimm sie wieder vor dem Brustkorb zusammen. Einatmen, Arme heben, der Blick geht hoch zu den Händen. Ausatmen, Arme senken, der Blick geht Richtung Brustkorb.

Wiederhole das ein paar Mal und verbinde so die Atmung mit der Bewegung. Spüre, wie du mit jedem tiefen und gleichmäßigem Atemzug ruhiger und ruhiger in deinen Gedanken wirst. Entspanne die Schultern, den Nacken, den Kiefer, die Stirn.

Nach ein paar Atemzügen hebst du mit der Einatmung die Arme über den Kopf, mit der Ausatmung sinkst du mit dem gesamten Oberkörper nach unten in die tiefe Vorbeuge. Bleibe hier ein paar Atemzüge und spüre in deinen Körper. Lass die Beine gerne gebeugt, öffne die Füße noch ein wenig mehr auseinander. Mit einer der kommenden Einatmungen rolle dich dann Wirbel für Wirbel von unten nach oben wieder zum Stehen auf. Wiederhole diesen Bewegungsablauf und spüre währenddessen einmal in dich hinein. Dürfen die Bewegungen langsamer und sanfter sein? Dynamischer und größer? Probiere dich aus und bewege dich genauso, wie es zu deinem Körper passt. Wenn du lieber im Sitzen praktizierst, diese Übung kannst du ebenso wunderbar auf einem Stuhl ausüben.

TAG 27
So ernähre ich mich

Achtest du in den letzten Tagen genau darauf, wie du dich ernährst? Nimmst du bewusst wahr, was dein Körper im jeweiligen Moment gerade braucht? Wir haben bereits darüber gesprochen; mit einer bewussten Ernährung kannst du deinen Körper nähren. Du hast die Möglichkeit, Lebensmittel zu wählen, die dich wärmen oder kühlen. Die dir Energie geben oder dich beruhigen.

Laut Ayurveda gibt es ein Agni (Verdauungsfeuer), welches alle Umwandlungen im Körper steuert. Agni ist auch die Hauptquelle des Lebens; wenn es gut brennt, dann können wir ein gesundes Leben führen.

Wir sind nicht nur, was wir essen, wir sind, was wir verdauen können.

Ein gut brennendes Verdauungsfeuer sorgt für Vitalität, ein gutes Immunsystem. Ein gutes Agni steht stellvertretend für alle Stoffwechselvorgänge im Körper.

Agni lässt sich untergliedern in unterschiedliche Haupt-Agnis. Aber eigentlich hat jede Zelle im Körper ein eigens Agni.

Agni ist wie ein Feuer, mit Sitz im Magen und Dünndarm. Das Verdauungsfeuer kocht die Nahrung, die im Topf ist. Alles, was wir fühlen und denken, muss verdaut, umgewandelt und verstoffwechselt werden.
Agni mindert sich durch kalte Nahrung, durch unregelmäßiges Essen. Agni wird durch zu viele Getränke zu den Mahlzeiten gemindert. Und es entstehen Schlacken bzw. Rückstände im Körper, wenn das Verdauungsfeuer nicht alles verdauen kann, was wir zu uns genommen haben.

Die Körperkanäle verstopfen, das ist Ursache für viele Erkrankungen.

Der Mensch, der sich eines guten Agnis erfreut, hat eine gute Gesundheit und ein gutes emotionales Gleichgewicht.

Ayurvedische Ernährung kann dazu beitragen, dass wir uns in unserer vollen Energie fühlen.
Laut Ayurveda wirkt unsere Ernährung auch auf seelischer Ebene, nicht immer aber macht uns das Essen, welches uns glücklich macht, auch gesund. Schokolade zum Beispiel sagt man nach, sie mache glücklich. Wenn du dich aber ausschließlich von Schoki und Co ernähren würdest, wäre dein Körper sicher nicht der gesündeste.

Außerdem haben wir auch in Bezug auf Nahrung viel zu oft alte Glaubenssätze in uns verankert:

Iss deinen Teller leer, sonst wird das Wetter morgen schlecht.
Brot mit Käse ist gesund.
Iss mehr Salat, der macht schlank.

Auch die Medien und Diäterfolge von anderen sind oft so prägnant, dass sie auf jeden Fall gut und richtig sein müssen. Oder etwa nicht? Das Problem dabei ist, dass wir verlernen auf unseren Körper zu hören. Wir verlieren unsere Intuition und essen verkrampft das, was auf jeden Fall „richtig" ist.

Der Ayurveda sagt:

Wenn die Ernährung nicht stimmt, dann nützt auch keine Medizin. Wenn die Ernährung stimmt, bedarf es keiner Medizin.

Faktoren, die dein Agni schwächen, sind:

- kalte Getränke und Nahrung,
- unregelmäßige Mahlzeiten,
- Snacks zwischen den Mahlzeiten
- zu viel Wasser zu den Mahlzeiten trinken,
- ohne Hunger essen,
- zu viel essen,
- zu schwere Nahrung,
- zur falschen Tageszeit essen,
- die für dich unpassenden Nahrungsmittel.

Grundsätzlich empfiehlt es sich

Keine Pflanzenproteine mit tierischen Proteinen. Das heißt: Hülsenfrüchte, also Bohnen, Linsen und Co., nicht in Kombi mit Käse, Eiern, Fisch, Fleisch, Milchprodukten verzehren.
Eier nicht mit anderen tierischen Proteinen kombinieren. Auch tierische Proteine vertragen sich untereinander meist nicht.
Früchte am besten alleine essen. Mit Ausnahme einiger gekochter Kombinationen Früchte besser gar nicht mit anderen Nahrungsmitteln kombinieren. Wenn es doch Früchte zur Mahlzeit sein sollen, dann besser vor dem Essen – sie sind leichter verdaulich und können den Magen schnell passieren. Gemischt mit anderen Lebensmitteln verbleiben sie länger im Magen und gären und können so Blähungen verursachen.
Es gibt kaum ein Nahrungsmittel, das so unverträglich mit anderer Nahrung ist wie die Milch. Milchliebhaber sollten sie nur warm mit Gewürzen trinken und immer abseits der Mahlzeiten. Einzige Ausnahme: die Kombination mit Datteln, Reis, Weizen, Süßkartoffeln. Auch wenn Reis und Milch generell eine gute Kombination sind, so verstärkt sie doch die süßen und schweren Eigenschaften beider Nahrungsmittel und erhöht Kapha.
Joghurt: nicht mit anderen Milchprodukten kombinieren, Eiern, Fisch, Fleisch, Nachtschattengewächsen und nicht mit heißen Getränken. Joghurt blockiert die Körperkanäle und sollte nicht abends gegessen werden, da er dann zu Verschleimung und Nackenschmerzen führen kann. Zusammen mit Reis gegessen ist er aber ein gutes Mittel gegen Durchfall oder fördert in Form von einem selbstgemachten Lassi nach dem Essen die Verdauung.

Ghee: sollte nie in gleicher Menge mit Honig in einer Mahlzeit eingenommen werden
Honig: sollte nicht erhitzt werden, d. h. kein heißes Wasser mit Honig (warmes Wasser ist aber gut, z. B. mit Zitrone und Honig). Honig sollte dementsprechend auch nicht zum Backen eingesetzt werden.

Das Fazit: Es gibt keine ungesunden Lebensmittel, sondern es kommt auf die Kombination an.
Wärmende und nährende Speisen sorgen für emotionale Zufriedenheit
Ein leichtes Frühstück gibt dir Energie.
Ein ausreichendes Mittagessen kann leichter verdaut werden als zum Beispiel ein großes Abendessen.
Ein leichtes Abendessen sorgt dafür, dass dein Körper in der Nacht regenerieren kann.

Deine heutige Aufgabe

Überlege dir einmal, wie kannst du deine Mahlzeiten oder deine Nahrung aufwerten. Dies können ganz unterschiedliche Dinge sein. Hier ein paar Ideen und Anregungen:

- nur regionale Zutaten verwenden
- nur saisonale Zutaten verwenden
- alles frisch zubereiten
- beim Kochen für eine gute Stimmung sorgen
- beim Einkaufen auf die Qualität achten

- in Ruhe kochen und essen
- den Tisch schön decken
- die Küche schön aufräumen
- ein Tischgebet sprechen
- einen Verdauungsspaziergang machen
- das Sonntagsgeschirr nutzen
- eine Blume auf dem Tisch dekorieren.

Überlege dir einmal, was genau kann deine Mahlzeit aufwerten?

TAG 28
So lebe ich mit meinen Mitmenschen

Wie gehst du mit deinen Mitmenschen um? Wie lebst du in deiner Familie? Schaffst du es immer vollkommen bewusst den Moment wahrzunehmen und zu leben? Oder rauscht dein Leben viel zu oft auf Autopilot an dir vorbei? Ein achtsames Miteinander kann deinen Alltag aufwerten. Deinem Leben einen neuen Sinn geben. Dich dabei unterstützen, deine Tage sinnvoll zu füllen, ist unglaublich wertvoll. Nur wenn wir es schaffen, auf uns selbst und aufeinander achtzugeben, können wir ein friedvolles Miteinander leben. Lässt du dich zu 100 % auf die Gespräche und Momente mit deinen Liebsten ein? Oder bist du oft abgelenkt und nicht wirklich anwesend? Wir haben ja schon darüber gesprochen, ein liebevoller Umgang mit uns selbst ist das Sahnehäubchen auf allem. Ein liebevoller Umgang mit unseren Liebsten aber ist ein Doppelsahnehäubchen. Denn wenn wir immer nur mäkeln oder genervt sind, wenn wir immer nur gestresst sind und angestrengt, dann haben die Begegnungen nur die halbe Qualität, als wenn wir uns so richtig aufeinander freuen und voller Liebe und Herzensgüte miteinander umgehen. Wenn wir nicht nur verständnisvoll, sondern auch noch aus dem Herzen sprechen, mit uns selbst und miteinander, dann hat unser Leben eine wunderschöne Nuance dazugewonnen. Denn leider ist es oft so, dass wir zwar sagen, wir haben einander lieb. Die Handlungen und vor allem unsere eigenen Gedanken sagen viel zu oft was ganz anderes. Selbstverständlich nicht dauerhaft und nicht ununterbrochen. Aber immer mal wieder sprechen wir in unseren Gedanken schlecht über unsere Mitmenschen. Als würde es uns dadurch besser gehen. Glaub mir, das tut es nicht. Denn meist sind diese Gedanken auch noch unterbewusst. Sie kommen einfach so, ohne darüber nachzudenken. Wie aus dem Nichts sind wir genervt oder ärgern uns über etwas, was der andere sagt oder tut. Das ist doch totaler Quatsch. Denn wenn wir es schaffen, miteinander liebevoll umzugehen, dann haben unsere Begegnungen einen viel schöneren Ausgang. Meint, wenn die Gedanken dazu negativ oder abwertend sind, müssen sie dann überhaupt ans Tageslicht? Oder können wir es schaffen, negative Gedankengänge in positive umzuwandeln. Das heißt nicht, alles ist immer Friede Freude Eierkuchen. Es heißt vielmehr, dass wir respektvoll miteinander umgehen und Dinge auch wohlwollend ausdrücken können. Dass wir unser eigenes Ego außen vor lassen können. Denn wir werden uns nicht besser fühlen, nur weil wir jemand anderen schlechter dastehen lassen. Eigentlich ganz logisch, oder?

Deine heutige Aufgabe

Achte einmal auf deine Intention, wenn du mit deinen Mitmenschen in Interaktion bist. Bist du frei von Hintergedanken? Oder gibt es immer eine Erwartung, die hinter deinen Worten dem anderen gegenübersteht? Schau mal, dass du deine Worte liebevoll wählst und wenn dir keine Worte aus dem reinen Herzen einfallen, dann darfst du auch einmal schweigen. Nicht immer haben unsere Worte einen reinen und liebevollen Grundgedanken. Nimm das wahr und handle entsprechend.

TAG 29
Wie kann ich all das Gelernte beibehalten

Wir blicken zurück auf die vergangenen Tage, was konntest du in deinem Alltag anpassen? Wie fühlst du dich aktuell? Ist es überhaupt möglich, alles Besprochene in dein Leben zu integrieren? Wenn ja, wie genau geht das? Darüber sprechen wir jetzt.

Oh ja, wir haben über so viele wunderbare und wichtige Dinge gesprochen. Du hast die letzten Tage einige Übungen und Aufgaben erhalten, die dich im Alltag unterstützen können. Wichtig zu wissen? Dass du nicht immer alle Aufgaben täglich ausführen musst. Es geht vielmehr darum, zu erkennen, was du wann brauchst. Das kann an einem Tag die bewusste Atmung sein, an einem anderen eine Übung im Miteinander. Das darf mal viel sein und mal wenig. Denn wie du bereits weißt, dauert eine Umstellung in egal welchem Bereich immer einen Moment. Das geht nicht von heute auf morgen. Viel zu lange gab es davor ja auch die unachtsamere Seite und die funktionierte eine Zeitlang ja auch ganz gut. Es darf sich daher leicht anfühlen. Nutze die Zeit, jeden Tag, um ein wenig mehr zu integrieren. Nach und nach alte, unachtsame Momente gegen bewusste und achtsame auszutauschen. Nimm dir die Zeit zu fühlen und zu spüren. Wie geht es dir damit? Setzt es dich unter Druck? Dann nimm Druck raus. Macht es dir Freude und spürst du die frische Energie, die damit einhergeht? Yeah. Dann integriere mehr und mehr achtsame Momente in deinen Alltag. Es wird sich auszahlen. Denn nur wenn wir es schaffen, unser Leben bewusst und vor allem selbstbestimmt zu leben, dann können wir es viel mehr wertschätzen. Dankbar zu sein und liebevoll mit uns selbst. Achtsam und voller Bewusstsein miteinander. So werden nachhaltig schöne Erinnerungen geschaffen. So sitzen wir nicht im Älterwerden plötzlich da und fragen uns, was wir überhaupt erlebt haben. So sind schöne Momente direkt in unserem System eingepflanzt und hinterlassen ein Lächeln auf unseren Lippen.

Deine heutige Aufgabe

Ist eher eine monatliche Aufgabe. Wiederhole alle Aufgaben und Übungen einmal. Denk dran, auch wenn sich die ein oder andere Übung beim ersten Mal komisch oder nicht gut angefühlt haben sollte, kann das jetzt schon ganz anders sein. Denn ja, jeder Tag ist anders. Das ist ok. Und es geht jedem von uns so. Du bist da keine Ausnahme. Nimm also einmal bewusst wahr, wie sie sich beim zweiten oder dritten Mal Ausführen anfühlen. Und wähle danach dann täglich neu. Wie willst du dich fühlen? Handle danach und nutze die Übungen, die dich genau dahinbringen.

TAG 30
Abschlussfeier

30 Tage Achtsamkeit für deinen Alltag. Ein Leben auf der Überholspur kann süchtig machen, aber macht es uns auch glücklich? Füllt es uns aus, wenn wir im Nachhinein erleben, dass eigentlich alles ein Zuviel war. Ein Zuviel an Schnelligkeit, Hetze und Nicht-Erkennen, was wir wirklich brauchen. Tief in uns drinnen. Achtsamkeit ist so ein wertvolles Tool zu einem zufriedenen Leben.

Feiere das Leben. Nimm dir diese wunderschönen Momente zu Herzen. Lebe, lache, liebe. Integriere die kleinen Dinge in dein Leben. All das, was dich glücklich macht. Und was dich zufrieden stimmt. Nimm mehr und mehr solcher Momente wahr und wertschätze sie. Gerade in fordernden Zeiten, in Phasen unseres Lebens, in denen wir Kraft brauchen und denken, wir hätten sie nicht. In denen zu sehen, was wir alles haben, ist eine Herausforderung. Nimm ganz bewusst wahr, was macht dich glücklich und was eben nicht. Was tut dir gut, was nicht. Ich lade dich ein, heute – nach 30 Tagen – einmal darüber nachzusinnen, was und vor allem wer du wirklich bist, wer du sein möchtest und wie dein Leben sich gestalten darf. Welche noch so kleinen Dinge machen dich wirklich zutiefst glücklich. Und weißt du was? Es kann sein, dass sich eben diese im Laufe der letzten Tage verändert haben. Dass dein Kopf dir zu Beginn des Buches einen kleinen Streich gespielt hat. Dass du dachtest, viel Geld und ein spannender Job sind deine wichtigsten Utensilien auf dem Weg in ein erfülltes Leben. Es kann sein, dass du auf deinem Weg in die Achtsamkeit gemerkt hast, dass es nun ein Leben im Einklang mit der Natur ist. Es kann aber auch etwas ganz anderes sein. Jeder von uns ist so einzigartig, da dürfen Empfindungen und Gefühle auch individuell sein. Nimm es einmal bewusst wahr. Lasse Revue passieren, was die Übungen in dir ausgelöst haben. Und vielleicht sind es die kleinen Momente, die dich glücklich machen. Zeit mit den Kindern, mit der Familie oder allein. Zeit auf dem Sofa oder in der Natur. Ein gutes Essen oder ein gutes Gespräch. Was auch immer es ist, nimm es wahr. Und setze deine Prioritäten neu. Gestalte dein Leben, wie es dir gefällt. Und zwar täglich neu.

Deine heutige Aufgabe

Miste aus. Miste alles aus, was dich beschwert. Innerlich und äußerlich. In der Küche, im Bad, im Kleiderschrank, im Leben. All die Dinge, die dich beschweren und belasten; lass sie gehen. Befreie dich nach und nach von alledem. Es wird dich ansonsten dauerhaft runterziehen und für Schwere sorgen.

Ein kleiner Exkurs zum Thema Konsum

Wenn wir viele Dinge besitzen, fühlt es sich vielleicht schön an. Wir sind stolz, dass wir uns so vieles leisten können. Wir denken, es ist erstrebenswert, immer mehr zu haben. Aber seien wir mal ehrlich: Besitz allein macht nicht glücklich. In der westlichen Welt lernen wir zudem noch, dass es wichtig ist, viel und Wertvolles zu haben. Als Baby werden wir mit Geschenken überschüttet, als Teenager freuen wir uns über die neueste und teuerste Technik, als Erwachsene sind wir viel wert, wenn wir viel haben. Aber ist es wirklich erstrebenswert? Oder beschwert uns viel Besitz eigentlich nur?
Macht dich Besitz eigentlich träge und lahm. Sind wir durch zu viel materiellen Besitz nicht eher unbeweglich und auch gehemmt? Wenn wir uns nur über den materiellen Besitz mit uns selbst identifizieren, dann ist die Gefahr groß, dass wir uns selbst gar nicht den Raum geben, zu erkennen, wer wir wirklich sind. Kennst du das? Hallo, ich bin Hans, Ingenieur und wohne in … Wir stellen uns vor mit unserer Berufsbezeichnung, mit dem Wohnort oder dem Alter. Aber wer wir wirklich sind, das sagen doch das Alter und der Beruf überhaupt nicht aus. Wer du wirklich bist, das ist doch die Frage. Nicht der Besitz ist das, was zählt. Deine Werte, Gedanken, Gefühle und Emotionen, die sind das Wichtige. Jeder Besitz bringt die Verantwortung mit sich, dass wir uns darum kümmern. Besitz macht eher abhängig als frei.

Das Groteske ist, beim Kauf und Konsum von Dingen fühlen wir uns im ersten Moment glücklich. Noch ein paar mehr Schuhe fühlen sich toll an. Aber leider nur im ersten Moment. Kurz danach spüren wir wieder ein Gefühl von: Ich brauche noch mehr. Und dieser Teufelskreislauf

des immer mehr Wollens, der ist es, der und langfristig überhaupt nicht guttut. Die Menge an Besitz und Konsumgütern kann daher nicht langfristig und nachhaltig glücklich machen. Das Glück entsteht in uns selbst.
Weniger – oder eher nur das Richtige – zu besitzen macht freier und leichter.
Zu viel unnützer Besitz belastet unsere Seele. Ausmisten und Aufräumen hingegen fühlen sich befreiend und erleichternd an.

Check-in bei dir selbst:

- Was fühlt sich gerade richtig gut in deinem Leben an?

- Was fühlt sich gerade falsch an?

- Wie verläuft mein Leben?

- Was bringe ich schon mit?

- Was brauche ich wirklich?

- Was darf nun gehen?

Dankbarkeitsübung

Setze oder lege dich hin. Richte die Wirbelsäule von unten nach oben auf. Atme ein paar Atemzüge tief durch die Nase ein und aus. Lass dann deine Atmung kommen und gehen, wie sie mag.

Geh mit deiner Aufmerksamkeit in deinen Gedanken nun zu den grundlegenden Dingen in deinem Leben. Deinen Beziehungsstatus, die Beziehung an sich, deine Familie oder Kinder. Deine Freunde und deinen Beruf. Nimm es einmal wahr, was ist. Und dann danke dir für jedes dieser Dinge.
In deinen Gedanken: Ich danke mir für meine wundervolle Familie, ich danke mir für meinen spannenden Job …
Danke dir für diese Menschen und Tätigkeiten und vor allem dafür, dass sie dein Leben zu dem machen, was es ist.

Denke danach an ein paar alltägliche Dinge. Dinge, die dir im Laufe der Tage passiert sind. Das kann ein liebes Wort von einem Nachbarn sein, ein Sonnenstrahl in der Mittagspause. Nimm es wahr und danke dir auch hier.
Danke, dass die Sonne heute für mich schien. Danke für das liebe Wort, danke …
Bedanke dich für all die kleinen Momente, die deinen Alltag ausmachen, die deine Tage zu dem machen, was sie sind.

Danach denke an ein paar Momente, die dir NICHT gut gefallen haben. Die du dir gern anders gewünscht hättest. Denke an sie, verinnerliche sie und danke dir dann dafür. Danke, dass ich das erleben durfte, ich habe viel gelernt.

Danke, dass ich das erleben durfte, ich weiß nun, was ich nicht mag …

Geh nun mit der Aufmerksamkeit in dieses angenehme und wärmende Gefühl von Dankbarkeit. Spüre die Wärme in deinem Brustkorb, in deinem gesamten Körper. Stell dir vor, wie diese Dankbarkeit deinen physischen Körper durchstrahlt und sogar darüber hinaus.

Bleibe hier für einen Moment und fühle und spüre.

Danach reibe deine Hände gegeneinander und lege die gewärmten Hände über deine Herzgegend. Spüre die Wärme und atme einmal tief ein und vollständig aus. Öffne deine Augen und komme wieder im Hier und Jetzt an.

Meditation für liebevolle Güte

Die Metta Meditation ist eine der ältesten buddhistischen Meditationen. Es geht darum, einen liebevollen Umgang mit sich selbst und mit der Umwelt zu erhalten. Die Meditation hilft dir zu einer wohlwollenden Haltung anderen Menschen gegenüber und kann, wenn du sie öfter praktizierst, auch ältere Streitigkeiten klären bzw. lösen. Nicht dass der Streit dann plötzlich geklärt ist, es geht vielmehr darum, dass die Gefühle dazu dann nicht mehr so übersprudeln.

Die Metta Meditation gehört zu den grundlegenden Meditationsübungen des Buddhismus. Metta bedeutet so viel wie „Freundlichkeit" oder „Güte". Die Liebe wird jedem fühlenden Wesen auf der Welt gesandt.

Die Bedeutung von Metta fokussiert sich auf die positive Entwicklung unserer Emotionen und Gefühle. Mitgefühl, Freundlichkeit uns selbst gegenüber und anderen gegenüber.

Mitgefühl, Empathie, Freundlichkeit bewusst herbeigeführt durch Meditation können dazu beitragen, dass unser seelisches Gleichgewicht hergestellt wird.
Die Meditation hat positive Auswirkungen auf unser Wohlbefinden, negative Emotionen kommen nicht mehr so schnell auf.

Auch hilft sie dir bei einem achtsamen Leben mit ganz viel Selbstliebe. Denn seien wir mal ehrlich: Wenn wir uns selbst mehr wertschätzen, dann können wir auch unsere Mitmenschen mehr wertschätzen.

Die Metta Meditation kannst du in verschiedenen Schritten praktizieren.

Setze dich aufrecht auf deine Unterlage und schließe die Augen.

Wiederhole dann in deinen Gedanken die folgenden Mantren (jedes Mantra 3 Mal).

Zuerst auf dich selbst bezogen, dann auf einen lieben Menschen und dann auf einen Menschen, dem du gerade nicht so wohlgesonnen bist.

Möge ich glücklich sein.
Möge ich in Sicherheit sein.
Möge ich geliebt sein.

Spüre die Wärme dazu in deiner Herzgegend, nimm wahr, wie es sich anfühlt, sich geliebt zu fühlen.

Übertrage dann dieses Gefühl auf deine Mitmenschen.
Einen Freund/eine Freundin

Jemanden, mit dem du gerade nicht so gut klarkommst.
Einem Fremden

Spüre, wie sich die Freundlichkeit auf deine Mitmenschen überträgt.

Selbstreflexion

Welche Stressfallen kannst du bei dir selber beobachten? Unterscheide bei der Beantwortung die folgenden Bereiche: Job, Freizeit, Familie.

- Was bedeutet Stress für mich?
- Wie fühlt sich Stress für mich an?
- Wie reagiere ich auf Stress?
- Wie könnte ich besser reagieren?
- Wo stehe ich aktuell?
- Wo stand ich vor 30 Tagen?
- Was möchte ich noch in den Alltag integrieren?
- Was möchte ich loswerden?
- Was habe ich bereits erfolgreich anpassen können?
- Wie fühle ich mich aktuell?

Danksagung

Danke, danke liebes Leben, danke liebe Kolleginnen und Kollegen. Danke Achtsamkeit und Yoga, dass ihr in mein Leben getreten seid. Denn ohne Achtsamkeit, ohne Yoga, ohne Mediation wäre ich heute nicht die, die ich bin. Ohne all das Wissen, ohne all die Praxis hätte ich viele Momente nicht so bewusst wahrnehmen können. Ich wäre viel mehr in einem Strudel aus Hetze und Stress als im Hier und Jetzt. Danke meiner lieben Familie, dass ihr immer für mich da seid.

Die Autorin

Sunita Ehlers, Expertin für Achtsamkeit, Yogalehrerin (AYA), Ayurveda Beraterin, Nia Technique Trainerin. Ich bilde angehende Yogalehrer:innen, Meditationsleiter:innen & Achtsamkeitstrainer:innen offline & online aus.

Seit 2016 schreibe ich auf meinem Blog

www.sunitaehlers.de

über ein achtsames Leben mit allem, was dazugehört und vor allem komplett ohne Druck und Verbote.
Durch achtsame Bewegungen und eine bewusste Lebensweise habe ich mich selbst wiedergefunden. Denn komischerweise war ich mir im Laufe meines Lebens fremd geworden.

Ursprünglich aus dem Beruf Heilerzieher kommend, bin ich mehrere Jahre in der Fliegerei (Stewardess bei einer großen deutschen Fluggesellschaft) tätig gewesen. Danach saß ich einige Jahre im Büro, um mit 30 dann endlich bei mir selbst anzukommen. Mindful Movement & Eating sowie eine individuelle Lebensweise unterstützen mich dabei.

In meinen Kursen und Ausbildungen begegne ich Menschen unterschiedlichster Herkunft, doch eines haben fast alle gemeinsam: Sie sehnen sich nach einem gesunden und bewussten Leben voller Energie. Sie wollen ausbrechen aus einem Kreislauf aus Druck, Stress & Alltags-(Problemen). Genau da liegt meine Hauptaufgabe, Druck rausnehmen. Liebe und Wertschätzung sich selbst und unserem Körper gegenüber zu integrieren.

Ausbildungen

- Staatl. anerkannte Heilerzieherin
- Studium Personal- und Organisationsentwicklung
- Kauffrau im Luftverkehr
- 500 Std. Yoga Ausbildung (AYA)
- 260 Std. Ayurveda Yoga Teacher
- 150 Std Yin Yoga Ausbildung
- Yoga Nidra Ausbildung
- Restorative Yoga Ausbildung
- Ayurveda Studium
- Ayurveda Ernährungsberater Ausbildung
- Nia Technique® White & Blue Belt Ausbildung
- TCM Beraterin
- Ausbildung Emotional Freedom Technicus (EFT)
- Ausbildung zur Yoga-Ausbildungs-Referentin

Seit 2013 unterrichte ich mit Vorliebe Yin Yoga & Yoga individuell in unterschiedlichen Hamburger Schulen und Vereinen, später dann in eigenen Räumen. Aktuell nur online.

Durch Mindful Movement, Eating & Lifestyle habe ich mich gefunden, komischerweise bin ich mir im Laufe des Lebens selbst irgendwie fremd geworden. Alltag, Stress, das Leben im Außen und in Hektik haben mir oft nicht die Zeit gelassen zu sehen, wer ich wirklich bin. Yoga & Ayurveda bringen mich wieder zu mir zurück. Nia Technique® gibt mir das Potential, alle Facetten meines Seins auszuleben. Tagtäglich unterstützen sie mich dabei und genau das will ich gern an dich weitergeben.

Literaturverzeichnis & weiterführende Literatur

Ayya Khema, Meditation ohne Geheimnis & Die Kunst des Loslassens, dtv Verlagsgesellschaft mbH & Co. KG; 2. Edition (1. April 1999)

Jack Kornfield, Meditation für Anfänger, Arkana; Deutsche Erstausgabe (1. April 2007)

Jon Kabbat-Zinn, Gesund durch Meditation, Knaur MensSana TB; 3. Auflage, Neuausgabe (1. Februar 2019)

Gabriele Rossbach, Visuelle Meditationen, Windpferd Verlagsgesellschaft mbH; 9. Auflage 2020 (1. Juli 2010)

Ulrich Hoffmann, Mini-Meditationen, GRÄFE UND UNZER Verlag GmbH; 8. Edition (9. August 2014)

Swami Satyananda Saraswati, Yoga Nidra, Ananda Verlag; 5. Edition (12. Juni 2019)

T. K. V. Desikachar, Über Freiheit und Meditation, Via Nova; 5. Edition (10. Oktober 2006)

Louise Hay, Heile deinen Körper, Lüchow Verlag; 1. Edition (6. Februar 2017)

Friedbert Steigerwald, Psychologie, Soziologie & Pädagogik, Urban & Fischer/Elsevier; 4. Edition (7. Mai 2001)

Christian Bremer, Das Prinzip der Achtsamkeit, C. H. Beck; 1. Edition (12. März 2015)

Elvira Bierbach (Hrsg.), Naturheilpraxis heute, 5. Auflage, Urban & Fischer (2013)

Adressen & Kontakte

Sunita Ehlers
Gert-Marcus-Straße 13c
22529 Hamburg
Mail: sunita@sunitaehlers.de
Web: www.sunitaehlers.de
Tel.: 0151-11607305